O MEU CAMINHO...

... PASSOU PELA ENDOMETRIOSE

ARIANE STEFFEN

O MEU CAMINHO...
...PASSOU PELA ENDOMETRIOSE

1ª edição

São Paulo
Edição do Autor
2019

Título original: "O meu caminho... ...passou pela Endometriose"
Todos direitos reservados Ariane Steffen
Primeira Edição

ISBN: 9798605666080
Autora: Ariane Steffen
Editora: Ariane Steffen
Revisão: Wladimir de Sousa
Capa: Degas.st

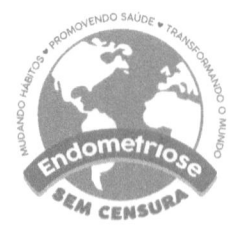

www.endometriosesemcensura.com.br

Índice

Dedico este livro a todas as guerreiras
que enfrentam suas batalhas interiores
e seguem fortes em seus caminhos,
escrevendo a própria história no
livro da vida, para deixar um legado
digno de ser lembrado e contado

Prefácio

Muito se fala do perfil da portadora de endometriose — da influência do estilo de vida e hábitos, de como alimenta a mente e a alma, dos sentimentos que sustentam o corpo e o espírito, dos relacionamentos abusivos, sejam eles físicos ou psicológicos, entre outros fatores, que podem vir a desencadear não só a endometriose, mas também outras doenças, para as quais a física quântica, a neurociência e a metafísica explicam muita coisa que até então eu desconhecia, e que me tem aberto um leque de visualizações fascinantes. Ainda há, porém, um longo caminho a seguir e muita coisa a pesquisar, estudar e aprender; o que anteriormente me era obscuro tornou-se claro, dando-me o guiamento necessário.

Por isso decidi desenterrar fatos e contar detalhes de alguns relacionamentos que envolveram sentimentos, crenças e criações de barreiras, contra as quais em algum momento me vi tendo que lutar, para superar e mudar o que de certa forma me prendia em algum lugar ruim ou até mesmo bom, fazendo-me mal e me impedindo de prosseguir.

O excesso de passado pode vir a desencadear uma depressão, ou por querer sair dele e não conseguir ou por querer voltar a viver nele e não poder, assim como o excesso de futuro traz crises de ansiedade, que podem vir a desenvolver uma síndrome do pânico. Eu passei por todos esses processos e estágios, vivendo numa grande prisão mental que eu mesma me permiti criar.

Escrever este livro foi mais um grande desafio e aprendizado, o qual me despertou um autoconhecimento ainda maior, trouxe-me à tona alguns fantasmas que eu tive de enfrentar para escrever algumas linhas e com isso me libertar de mais algumas prisões, para viver o presente rumo a um futuro que será consequência do que estou a viver no agora. Escrevê-lo me fez chorar em alguns momentos, sorrir em outros, e finalizo literalmente virando a página e encerrando mais um capítulo da minha vida, seguindo em outras trilhas.

Seja bem-vinda, portanto, ao meu mundo; esse é o meu caminho, a história de como cheguei até aqui e venci, entre tantos problemas, a endometriose.

Introdução

Menstruei pela primeira vez aos doze anos de idade, quase um mês depois do meu aniversário — era fevereiro de 1987, início das aulas. Lembro-me exatamente de estar no banheiro do quarto da minha mãe e ver o sangue no papel, a água vermelha na privada. Eu não tinha dor, nem a tal da cólica, por isso até estranhei quando vi; então chamei minha mãe, que me deu um absorvente. Senti certo incômodo de início — eu parecia estar de fralda —; mas fui para escola com um moletom amarrado à cintura, mesmo em pleno verão — era comum entre as adolescentes, tipo moda mesmo —, e, por receio de alguém perceber o volume do absorvente, amarrei a blusa.

Ao chegar em casa à noite, meu pai me entregou um presente; espantada, perguntei-lhe o porquê do mimo. Ele me respondeu:

— Por você ter ficado mocinha.

Eu, que já era extremamente envergonhada, consegui ficar ainda mais. Dei risada, peguei-o e fui para o meu quarto.

Era um secador de cabelo o que ele me havia comprado, a pedido da minha mãe, que depois me explicou: "Quando menstruamos, não é bom lavar o cabelo, e como o lavamos diariamente, temos então que secá-lo, para não dar cólica. E não ande descalça: pisar no chão frio também dá cólica". Foi somente agora que me caiu a ficha de como as crenças são passadas de geração em geração: menstruada não pode andar descalça nem ficar de cabelo molhado para não pegar friagem e ter cólicas. Mas, como uma boa adolescente tachada de rebelde — sem ser, é claro —, tive duas opções naquele momento: ou acreditar na explicação e realmente sentir tudo o que me foi passado, ou ignorá-la e viver de bem com a menstruação. Foi o que fiz: escolhi a segunda opção, não por ter consciência do que estava fazendo. Inconscientemente, ignorei a ordem e não enviei o comando ao meu subconsciente; virei inimiga do secador, e durmo de cabelo molhado até hoje sem problema algum, porque no meu mundo isso é lenda e não a passei adiante, como uma corrente. Há, porém, quem acredite piamente nisso e fique indignada comigo quando digo que durmo de cabelo molhado. As pessoas literalmente deixam o queixo cair, como se eu fosse um ser de outro planeta.

Capítulo 1

Sabe aquela coisa de "quando crescer, quero ser isso ou aquilo"? Então, lembro-me de olhar para minha mãe nos buscando na escola — somos em três irmãos — e para a mãe dos nossos amigos, todas muito mais velhas que ela, daí eu pensava: "Quando eu crescer, quero ser como a minha mãe: toda linda, jovem". Mãe novinha, ela casou aos dezenove anos e logo teve meu irmão, depois de um primeiro aborto espontâneo, de causa desconhecida. Era isso, eu não pensava em uma profissão, como é de se esperar da resposta de uma criança à pergunta sobre o que ela desejaria ser quando crescer.

Eu queria ser "mãe nova", e, depois disso, talvez professora.

Tive algumas paixões na adolescência, alguns poucos namorados, outros poucos "ficantes" — assim se denominava o atual crus. Sempre fui uma pessoa extremamente tímida, caseira, de poucos amigos. Eu tinha meus diários guardados a sete chaves e não me abria com ninguém, só com os papéis. Amo escrever, cresci com minha mãe dizendo que temos dois ouvidos e uma boca para ouvir mais e falar menos. Desse modo, segui à risca o dito popular, e isso se tornou uma grande verdade para mim. Eu não falava, mas escrevia.

Ter um diário para escrever os pensamentos, as ideias, os desabafos e os sentimentos é um hábito de família; minha avó, por exemplo, que já passou dos noventa anos, tem o dela. Algumas vezes, quando criança, em visita à sua casa, eu o encontrava no meio das roupas, fuçando no armário em busca de algo interessante que toda vó tem. Eu folheava algumas páginas que me encantavam. Minha mãe também faz o dela, o qual eu não tinha visto até pouco tempo, quando a vi escrever nele ao chegar um dia à sua casa. Contou-me que, assim como sua mãe, sempre escrevera, o que foi uma surpresa para mim. Transcrever meus sentimentos, meu dia a dia, virou paixão e, algumas vezes, me imaginava escrevendo meu próprio livro e perguntava o que escreveria, que tipo de história contaria — romance talvez, ou histórias verídicas, que são as que mais me fascinam? E olha eu aqui escrevendo parte da minha história de verdade; o mais incrível é que, ao lançar esse desejo inconscientemente ao universo, ele se encarregou de me trazer até aqui para concretizar o que um dia eu havia desejado. Que a lei da atração existe é fato, e tenho vivido muito isso, mas naquela época eu não tinha a menor ideia do que era o declarar, visualizar e sentir para realizar, porém agora eu tenho.

Aos catorze anos, veio-me o primeiro namorado sério, um relacionamento que durou dez meses, com quem perdi minha virgindade, logo depois do meu aniversário de quinze anos. Eu gostava bastante dele e o admirava também, pela história de vida que tinha. Era meu vizinho, morávamos no mesmo prédio; homem educado e responsável. Mas minha mãe não aceitava muito a nossa relação, e o namoro não foi para frente, pela filosofia de vida que a família dele levava, totalmente oposta à da nossa.

Aliás, apesar de querer ser como a minha mãe, a gente não se dava nem um pouco bem; não éramos amigas, e sim inimigas declaradas; as brigas eram terríveis, e eu não via a hora de poder sair de casa para ficar longe. Nos momentos discussão ela me dizia:

— Quando você tiver uma filha, ela vai fazer com você a mesma coisa que você faz comigo.

E eu prontamente lhe respondia:

— Não vai, não, porque eu não vou tratar ela como você me trata.

A única explicação para tamanha desavença estava possivelmente em um romance espírita que li certa vez, em cuja trama mulher e amante voltam em outra vida como mãe e filha para se resolverem, uma coisa meio louca até, mas eu não via outra explicação, porque sempre meu pai era colocado no meio desse fogo cruzado. Enfim, fato ou ficção, resolvido nessa vida foi. Quando eu estava brava e falava com meu pai sobre algum desentendimento, eu me referia a ela como sua mulher, e nunca como minha mãe.

Por muitos anos, foram só faíscas que saíram quando nossos olhares se cruzavam; eu não conseguia enxergar nela o mesmo amor que ela tinha pelos meus irmãos; passei anos acreditando que filho do meio sofre, e realmente eu sofria porque acreditava nessas coisas que ouvia como: "Tudo é culpa do filho do meio", "Sempre sobra para o do meio", outra crença a qual vivenciei na pele até conseguir quebrar e enxergar que cada filho é amado com a mesma dimensão pela minha mãe, apenas nos diferenciamos pela personalidade, que gera mais ou menos afinidade.

Depois desse primeiro namorado, tive um namoradinho baterista de uma banda evangélica. Mesmo com o sinal positivo de minha mãe, eu o desaprovava; em resposta, ela sempre me dizia que eu era do contra. Acabei por perceber que sim, mas eu achava que ela só gostava dele porque ele e os irmãos eram famosos, de família de músicos bem-sucedidos à época. Naturalmente o namoro não foi adiante, não passou dos beijos, porque mesmo não sendo virgem, após sua conversão ele dizia que só teria relações depois do casamento.

Aí veio um "ficante"; desse eu gostava, mas a gente só ficava, sem compromisso, não existiam cobranças, éramos livres, mas havia respeito e o gostar me parecia realmente ser recíproco. Houve um dia em que estávamos em uma boate e um rapaz veio conversar comigo, pediu o meu telefone, eu lho dei; nisso, o "ficante" apareceu, pegou-me pela mão e me levou para a pista de dança, perguntou-me por que eu havia feito aquilo, respondi-lhe simplesmente: "Sei lá". Ele, então, segurou minha cabeça, entrelaçando os dedos em meus cabelos, disse-me em meu ouvido:

"Nunca mais faça isso", e me beijou como nunca ninguém havia sido beijada antes. Senti-me desejada e protegida, uma coisa meio Richard Gere em *Uma Linda Mulher* talvez.

Aliás, que mulher nunca sonhou com um homem assim? Depois ainda me levou para casa e cantou *Every Breath You Take* da banda *The Police*, beijando-me calorosamente novamente, momento que se tornou inesquecível dentro das minhas boas lembranças. Não falávamos em namoro, e eu queria um namorado; foi então que o "ficante" passou a ser um amor platônico, mas não fora o único, houve outros os quais idealizei apenas em minhas fantasias.

Eu estava com dezesseis anos quando comecei a namorar o futuro ex-marido e pai da minha filha. Foi um começo meio conturbado, porque eu tinha estado com o "ficante" antes; como este não havia aparecido na boate, fui até sua casa, que era perto, depois voltei à boate, quando então fui surpreendida com o pedido de namoro do futuro ex-marido. Fiquei perdida, confesso, e não lhe respondi de imediato. Estávamos iniciando uma amizade e, de repente, um pedido assim do nada, mas no dia seguinte fui até a casa dele e, após conversarmos muito, depois de ter passado a noite pensando no que fazer, aceitei. Era o que eu queria: namorar, poder ter alguém para compartilhar o dia a dia e, quem sabe, dividir o futuro. Ele era até então um bom amigo. Por que não seria um bom namorado?

Ele logo de cara se mostrou extremamente ciumento, mas no começo do namoro achei tudo lindo, que era *ok* ter ciúmes. Senti-me importante, amada, desejada, porém optei por não falar nada dos relacionamentos passados depois de um episódio em que ele surtou completamente, ao "descobrir" — entre aspas literalmente — que na noite em que me pedira em namoro eu havia ficado com o "ficante". Estranhei completamente o descontrole, porque aquilo não era segredo, eles se conheciam inclusive, e o próprio "ficante" não se pronunciou quando soube que eu tinha iniciado o namoro, todos da turma sabiam desse rolo, não era nada escondido de ninguém, muito pelo contrário. Mas, enfim, jogou na minha cara que batera o carro naquela noite e nem se incomodara, porque a felicidade de ter conseguido me pedir em namoro era maior. A posse começou naquele momento, sem que eu me desse conta, e ali comecei a ouvir que os homens só se aproximavam de mim porque eu era gostosa e a única intenção era me comer e nada mais — ele usava exatamente esses termos. Nisso se incluía o "ficante", e ainda me dizia que eu era trouxa de não perceber que ele estava se aproveitando de mim. Chegou-me a dizer uma vez que o "ficante" havia dito para um amigo que eu parecia frígida na cama — verdade ou não, eu não sei —, mas eu tinha certeza de que ele me falara isso na intenção de me afastar de vez do "ficante" por puro ciúme. Lembro-me de ter respondido que, se eu fosse frígida, ele não estaria comigo, e o que o "ficante" falava ou achava de mim não era problema meu.

Não sei se foi a melhor atitude não revelar o passado, mas temi por todo aquele discurso machista, e guardei para mim mesmo o assunto virgindade. Eu lhe dizia aquilo que ele queria ouvir e ponto, não mudaria em nada o que já havia acontecido. E esse assunto não foi mais aberto a ninguém, havia-se tornado um tema proibido até então na minha vida; só agora está sendo revelado, e confesso que é libertador. Não que o mundo deva tomar conhecimento de como eu perdi a virgindade e com quem, mas de como eu me aprisionei dentro da minha própria história durante todo esse tempo por medo da reação de uma pessoa que dizia me amar, mas que não admitia que havia existido um passado só meu antes de ele vir a fazer parte da minha vida, e me libertei dessa prisão mental e sentimental, mais de trinta anos depois. Não faria sentido manter esse fato oculto, já que faz parte da minha história e é trecho do meu caminho para a cura, pois alimentei um sentimento desnecessário por todos esses anos, preocupada com o que os outros pensariam, quando a única que deveria pensar era eu, que vivi aquele momento, e mais ninguém.

Palavras não me fazem mais sentir culpa por ter vivido um momento que é marcante na vida de qualquer mulher. Calar-me foi um modo de me penalizar por um crime que eu não cometi; revelar tudo, porém, foi a melhor forma de me libertar dessa pena incabível, à qual eu mesma me condenei. Mas, enfim, livre!

Meu sonho de ser mãe nova foi dito por mim abertamente logo no início do namoro, e, para minha felicidade, ele também entrou na minha e concordou de cara. O relacionamento seguiu normalmente. Para prevenir a gravidez, no início, cheguei a usar anticoncepcional por três meses apenas, mas me senti mal por tomar um negócio que me impedia de engravidar — era como cometer um crime na minha cabeça. Não tomei mais e partimos para a tabelinha. Minha menstruação tinha a sua regularidade, então seria tranquilo. Mesmo sabendo que minha irmã é fruto da tabelinha, eu nunca tive medo de que o método falhasse — como o velho ditado que diz que a gente nunca acha que vai acontecer com a gente, mas, caso acontecesse, não seria ruim, muito pelo contrário.

Então seguimos assim.

O namoro tinha seus altos e baixos — namorar um ser humano possessivo é complicado —, mas eu ainda achava que era só ciúmes, mesmo tendo deparado com alguns fatos que se mostravam ser mais que isso, e, de acordo com o paradigma que diz que o amor é cego, só é real para quem literalmente não quer enxergar, e eu não queria. Ele implicava com minhas roupas; depois de casada me proibia de usar algumas; muitas vezes eu me trocava no trabalho para ele não ver, evitando assim discussões; depois já não falava nada, apenas retrucava consigo mesmo.

Cortar o cabelo e me sentir bonita era o fim para ele, que era sempre do contra. O mundo podia me elogiar, só ele dizia que não gostava e que do outro jeito era melhor. Eu lhe respondia em diversas ocasiões: "Você quer que eu fique feia para ninguém me olhar, isso sim".

Houve um episódio em que estávamos na mesma boate do pedido de namoro, ele, bêbado, o que não era nenhuma novidade. Toda vez que saímos ele bebia muito, além da conta normalmente, o que potencializava o seu machismo — aliás, ele se intitulava o macho alfa. Enfim, nesse dia, numa dessas crises de possessão, sentamos a uma mesa de fundo e, após discussão com ele, fui me levantar, mas ele simplesmente não deixou, disse-me que eu passaria o resto da noite sentada ali, como um castigo apenas por ter cumprimentado o ex-"ficante", e foi para o bar continuar bebendo, sem tirar o olho, porém, da mesa para eu não sair. Precisando ir ao banheiro, levantei-me novamente, mas ele, todo autoritário, com uma garrafa numa mão e gesticulando com a outra, peito estufado e nariz empinado, caminhando até a mesa, chegou segurando em meu braço e me perguntando:

— Onde você pensa que vai?

— Vou ao banheiro, me larga.

Respondi-lhe tentando me soltar, tive que implorar, e, mesmo assim, ele relutou, mas acabou me acompanhando até a porta, esperou-me sair e me levou de volta à mesa; disse-me que eu só sairia de lá para ir embora quando ele assim o quisesse.

Sentia-me prisioneira, não só fisicamente, mas mentalmente, e por tantas sutis ameaças eu realmente acreditava que, se terminássemos, ninguém mais iria me querer para casar, porque segundo ele eu já estaria rodada, os homens só se aproximariam de mim para tirar proveito. Com isso, o medo passou a tomar conta de mim e não me dei conta de que aquilo não era amor, ficou tudo muito confuso na minha cabeça, e, na insegurança dele, eu me permiti ser torturada psicologicamente.

Eu estava me sentindo completamente desconfortável nessa situação, praticamente dentro do filme *Cinquenta Tons de Cinza*, o qual, quando vi, me causou total repulsa — isso porque não li o livro, ainda bem; sai do cavalheiro que salva a mocinha para o psicopata que quer domesticá-la.

Em meio a algumas turbulências, o futuro ex-marido terminou comigo. Ele mesmo me confessou, depois do nosso divórcio, que fizera isso para me testar e ver o quanto eu lhe implorava para reatar o namoro, pois assim ele conseguiria medir o quanto eu gostava dele. Numa dessas idas e vindas, acabei não indo implorar uma volta, pois estava cansada de ser enxotada.

Havia um modelão que trabalhava comigo numa loja, de quem acabei me rendendo aos encantos — amigo todo carinhoso; a amizade ficara colorida. Dessa vez, foi o futuro ex-marido quem veio atrás: através de recados, mandava dizer-me que estava em depressão e que sentia minha falta. Mas eu estava curtindo o momento arco-íris que vivia, cheio de trocas de elogios. Mesmo após eu fumar, o modelão vinha me cheirar e me dizia: "Que delícia é sentir seu cheiro!", e eu brincava dizendo-lhe que meu tabaco vinha direto de Paris. A gente se divertia e se curtia, mas a amizade-colorida não viraria namoro, porque ele era mulherengo assumido, não queria compromisso sério. Entre arriscar ficar sozinha ou namorar, resolvi voltar para o futuro ex-marido. O modelão passou a ser mais um amor platônico, pois a essa altura passava pela minha cabeça que podia ser real aquilo que o futuro ex-marido dizia em relação aos homens, de só quererem tirar proveito. Isso pesou na decisão da volta, mas, dessa vez, se realmente iríamos ficar juntos para valer, tendo como um dos meus principais princípios a honestidade, que queimava dentro de mim, era necessário abrir o jogo e contar tudo:

— Se queremos voltar, vamos ser honestos.

— Você fez o quê nesse tempo?

Não deu nem um mês de separação, já haviam-me dito que ele tinha ficado com uma garota do bairro, onde ele tinha uma oficina. Tentou se esquivar, mas contou o que havia feito, e então eu falei de mim:

— Fiquei com uma pessoa.

E só ouvi gritos:

— Você é uma vagabunda! Como você pode? Sua puta!

Indignada com a reação, já chorando descontroladamente, respondi-lhe:

— Se eu sou puta, você é o quê? Um santo por acaso?

— É diferente.

— Diferente, o quê? Você já me chifrou uma vez e agora ficou com essa garota, podia ter-me passado uma doença, e eu te perdoei, ao menos nem namorando com você eu estava quando fiquei com ele. Nunca te chifrei, e a puta sou eu? Tem certeza disso? Então não vamos voltar?

— Espera, também não é assim.

Detalhe que ele só me contou que havia me traído porque a camisinha furou e ele estava morrendo de medo de ter contraído HIV. Até a isso eu me sujeitei.

No fim, voltamos. Ele me jurou fidelidade e eu lhe jurei que nunca mais aceitaria uma traição.

Em uma outra ocasião, fui almoçar com minha mãe em um restaurante de um ator que o havia inaugurado no bairro. Ele, todo simpático, passando de mesa em mesa chegou à nossa, e, agradecendo a presença numa simpatia ímpar, perguntou-nos onde trabalhávamos. Fora uma conversa cordial. Pouco tempo depois ele apareceu na loja e me chamou para um café; disse-lhe que não poderia sair, me esquivando assim de um possível assédio. Conversamos por uns cinco minutos em frente à loja, e ele foi embora. O futuro ex-marido ficou sabendo por um colega de trabalho, que pelo visto sentiu prazer em fazer a fofoca. Tive que ouvir mais uma vez:

— Está fazendo papel de puta?

— Você está louco! Que culpa eu tenho de o cara ter ido à loja?

— Ele não foi lá à toa. Você deve ter se insinuado para ele, sua vagabunda!

— Eu não fiz nada, pergunte à minha mãe, que estava junto.

— Ele só foi atrás de você para te comer.

— Mas não conseguiu.

O transtorno psicológico sofrido era grande, e eu acabava me sentindo mal pelo simples fato de as pessoas me olharem ou se interessarem por mim, como se eu provocasse isso. Mas que culpa eu tinha de ser bonita e chamar a atenção de pessoas que se interessavam pelo meu biotipo? Nenhuma!

Mas ele me fazia sentir culpada e eu me permitia sofrer com isso.

Sempre tive noção do quanto sou bonita, e no mundo da moda em que eu vivia havia muitas cantadas por interesses sim, testes desonestos; o medo de realmente ser vista apenas como objeto era grande. Então eu recusava muita coisa e me sujeitava a ficar com o futuro ex-marido, pois eu sabia que ele casaria comigo e assim eu não correria o risco de ficar sozinha, um medo besta que nem eu mesma entendo como me permiti criar, pois eu vivia dizendo para o futuro ex-marido que eu era muito mais que um corpo bonito, que existia um conteúdo dentro de mim, além da beleza. No trabalho, eu dava o máximo de mim para mostrar que eu era sim bonita, eficiente e loira, inteligente, quando na verdade eu não precisava provar nada para ninguém, afinal não fui eu que criei esse preconceito existente nas pessoas, de que loira é burra e mulher bonita é objeto. Mas o futuro ex-marido vivia batendo nessa tecla que alimentava esse meu medo.

Recusei trabalhos para fora do país por medo de perder nem sei o quê. Houve um teste para o Japão, que nem fui para a etapa final, porque ele ameaçou terminar comigo, disse-me que era impossível ficar três meses longe sem querer transar com alguém, que jamais conseguiria viver comigo me imaginando ter estado na cama com outra pessoa, mas eu tinha que ser compreensiva com o inverso, pois é uma necessidade masculina — isso no mundo dele em que eu vivia quando estava cega e temerosa; confiança era algo inexistente da parte dele com relação a mim.

Foi cogitada a possibilidade de ele passar três meses nos Estados Unidos para tratar de negócios com o irmão. Nesse caso, tudo bem, era uma outra situação, apoiei até, mas o visto fora negado e ele não foi, mas iria sem pestanejar. Ficar aqui sozinha eu poderia, viajar como modelo para trabalhar fora do país nem em sonho me seria permitido.

Tenho para mim e digo sempre para a minha filha que o pior arrependimento é aquele que a gente não fez. Antes fazer e se arrepender aprendendo a lição de forma positiva do que a dúvida de como teria sido se tivesse feito. Então vai lá e faz, se assim for da sua vontade, e não contra a sua vontade. A vida me foi ensinando e sigo aprendendo nessa grande escola que é o meu dia a dia, com todos os acontecimentos.

Arrependi-me, por exemplo, de não ter aceitado simples convites para um jantar entre amigos, privei-me de sair com pessoas queridas, abri mão de fazer coisas que amava, como sair de um grupo de aeróbica do qual fazia parte, porque um dos técnicos se havia declarado para mim, e, para ser bem sincera e não cair na tentação, mantendo meu relacionamento, optei por deixar o grupo e não competir mais. Eu me arrependi alguns anos mais tarde, fazendo um curso para o meu certificado do

Conselho Regional de Educação Física (CREF), no qual reencontrei esse técnico; eu o evitei, pois estava no auge da síndrome do pânico e namorando outra pessoa. Enfim, não enfrentei a situação até mesmo por vergonha de ter fugido dele no passado e não ter conversado como gente; fugi como bicho de novo, arrependimento ao quadrado.

Ao todo dois anos e meio de namoro se passaram; eu já estava com dezoito anos e precisava colocar em prática meu projeto: ser mãe nova.

Mas espera aí, e o casamento? Não, não iria rolar, não tínhamos condições, depois a gente veria isso; vamos engravidar primeiro e ponto, ficou decidido assim, na minha cabeça de adolescente era simples, tive amigas que engravidaram cedo, por descuido, *ok*, mas continuaram morando na casa dos pais. Confesso que não pensei muito nas consequências, e então partimos para as tentativas quando eu estava com dezenove anos.

Na época não havia testes de ovulação para se fazer, celular era artigo de luxo e só tinha uma função, a de fazer ligações; aplicativos nem sonhavam em existir ainda, mas eu fazia meu calendário bonitinho, era tudo minuciosamente anotado com lápis colorido, apontando menstruação, ovulação e dias de relações. Sempre fui um reloginho: vinte e oito dias exatos, nada de cólicas; menstruar, para mim, nunca foi problema ou incômodo.

As expectativas começaram a aflorar; ansiedade, a reinar: primeiro mês, não; segundo mês, nada; terceiro, também; quarto, idem. Tristeza bateu e as dúvidas começaram a surgir. Havia algo errado, milhões de coisas começaram a passar pela cabeça. Normal não deveria ser. O que estava acontecendo? Ou eu ou ele, ou os dois, estaríamos com algum problema? Comecei a especular.

Marquei ginecologista. Sabe qual foi a primeira coisa que ouvi? "Você é muito nova, não vou investigar", e "poft", porta batida na cara logo na primeira tentativa. Indignada e inconformada, marquei outro. Esse $#@ˆ&ˆ##&ˆ&$@ me examinou sem luva e disse que só era considerada infértil a mulher depois de dois anos. Então por que me examinou?

Saí de lá aos prantos sem nem poder contar para os meus pais o que esse babaca tinha feito, porque ninguém podia saber que eu havia ido lá para tentar engravidar, era certeza que eu levaria uma surra que nunca me haviam dado, além de poder ser chamada de louca. Com o famosinho Go (ginecologista) da região provavelmente nada aconteceria. Como a gente vê por aí, é a impunidade da nossa cega justiça. Contar para o futuro ex-marido, muito menos, né? Era capaz ainda de ele dizer que a culpada era eu, brigar comigo e me chamar de tudo quanto é nome de baixo calão. Mais um segredo guardado dentro de mim, mas esse veio junto com um sentimento de impotência; sofri calada. Só me abri recentemente com uma amiga que passou por uma situação semelhante e juntas nos fortalecemos. Libertei-me de mais um peso.

Enfim, as tentativas não pararam, mas a cada menstruação, lágrimas rolavam, a tristeza era grande e a decepção com os médicos era cada vez maior.

Além de ginecologistas, marcamos urologistas para ele, mas eu não o acompanhei na consulta, assim como, ele também não me acompanhava nas minhas e, mesmo com um diagnóstico de um problema sério em mãos, o futuro ex-marido me escondeu por um tempo, mas as coisas começaram a ficar estranhas: ele meio depressivo, quieto, sem tanta empolgação para as tentativas. Obviamente, desconfiei que tinha alguma coisa errada. Pressionei-o. Ele criou coragem e me contou chorando, justificou-me que tinha medo de me perder se me dissesse que tinha varicocele (doença que dilata as veias do cordão espermático, causando varizes nos testículos, podendo levar à infertilidade). Mas ele não era estéril. Enquanto um homem saudável tem valor igual ou maior que trinta e nove milhões de espermatozoides por ejaculação, ele tinha apenas duzentos mil, e a gente só precisava de um para fecundar o óvulo, então nem tudo estava perdido. Foi o que passou pela minha cabeça naquele momento, e ainda havia a chance por meio cirúrgico para tentar melhorar esse quadro, ou ao menos evitar que piorasse.

A cirurgia foi feita. Para os amigos que iam visitá-lo, ele dizia que tivera apendicite, mesmo o apêndice estando localizado no lado oposto ao corte feito. Ninguém questionou, mas ele fez isso porque achava que seria menos homem e temia ser zoado — hoje eu diria que ele temia o *bullying*, mas na época nós nem sabíamos o que era isso. Enfim, besteira à parte, eu precisava desabafar ao menos com as amigas e contar a real situação, mas mais uma vez me calei, mesmo porque a cirurgia não mudou em nada o quadro clínico. Ele, porém, entrou em depressão de vez depois disso e começou a tomar vários remédios de tarja preta, como Anafranil, que interfere na libido e na ereção.

Com os remédios as relações ficaram mais frias, devido aos efeitos colaterais, e, quando rolava, ele demorava séculos para gozar, isso quando gozava, porque nem sempre conseguia; era a mesma coisa de quando bebia: uma eternidade para acabar. O sexo deixava de ser prazeroso para se tornar torturante, é sério, eu odiava ter relação depois de uma festa ou balada, e de bode eu nunca gozava, o tesão era zero nessas horas, e não fingia orgasmo, não. Quando ele me perguntava, eu lhe dizia a verdade: não gozei e ponto; nada de mentiras ou fingimento, sempre foi assim.

Sinceramente, nessas de querer engravidar, esqueci o resto, não tinha tempo de pensar em como andava o relacionamento, eu só pensava na meta: o foco era ter um bebê. Nessas horas também não havia amor envolvido, era sexo puro, sem prazer inclusive. Normalmente eu ficava de quatro, assim ele não tinha como ver minha cara de insatisfação torcendo para acabar logo.

Eu precisava cuidar de mim e saber se existia um problema real comigo que dificultasse ainda mais a gravidez. Meu pai tinha um laboratório na Avenida Angélica em São Paulo. Num dia, passei com ele lá. Por um acaso — não tão acaso assim —, uma ginecologista amiga dele estava atendendo na clínica ao lado. Entrei rapidinho e, numa conversa com ela, embora não me tivesse dado muita bola, ela me ensinou a medir a temperatura basal para verificar os dias férteis. Saí de lá mais animada, com uma ferramenta a mais; passei numa papelaria, comprei folha de almaço quadriculada para fazer meus gráficos e iniciar minhas anotações; era tudo devidamente registrado.

Sem os recursos existentes hoje, como os aplicativos, nem acesso à informação facilitada via internet — o Google talvez já existisse no sonho de alguém, mas não à nossa disposição —, e mediante as dificuldades dessa situação, peguei alguns livros que meu pai tinha, da época da faculdade de Farmácia e Bioquímica que ele fez, comprei mais alguns de Medicina com foco em Ginecologia e Urologia, para estudar por conta própria o sistema reprodutor feminino e entender todo o funcionamento do masculino, já que o problema provavelmente atingia os dois, pois os médicos relutavam em investigar se eu também tinha ou não algum problema, e naquela altura eu acreditava que sim, eu queria investigar por que eu não engravidava. Um ano de tentativas se passara e eu ainda ouvia dos doutores que eu era nova e louca; comprei também um livro chamado *Tudo por um bebê*, de um médico que acabou sendo preso alguns anos depois, mas que na época era considerado o mestre da fertilidade. Com a ajuda dos livros, as tentativas ficaram muito mais profissionais, vamos dizer assim: mede temperatura daqui, anota ali, fica de pernas para o alto dali, coloca travesseiro aqui, em baixo do quadril para fazer papai-e-mamãe, e por aí vai. Mas nada adiantava, e para cada gota de sangue que descia lágrimas escorriam; era literalmente um enterro por mês, um luto de perder uma pessoa que não havia nem sequer se formado. Não dá para descrever o sentimento, muito menos a dimensão da frustração; é uma mistura de sensações: medo, impotência, tristeza, revolta. E o pior é que ninguém te ajuda, ninguém te escuta, ninguém te entende, ninguém te acolhe, ninguém te dá uma luz. É muito difícil, de verdade. Caminho solitário.

Eu continuava sonhando, apesar de parecer cada vez mais distante a cada menstruação que chegava. O sonho não morria, nesse caso realmente a esperança seria a última a morrer, desistir de um sonho seria desistir de mim, e isso eu não faria, eu iria ser mãe nova custasse o que fosse, mesmo que na minha concepção já não fosse mais tão nova quanto eu gostaria, mas eu ainda estava em tempo.

Passei anos listando nomes para o bebê: caso fosse menino, havia uma meia dúzia deles; para menina, não muitos. Na época eu queria ter um menino e o futuro ex-marido também, mas um belo dia, em 1996, assistindo a uma novela, vi uma atriz, que até então eu desconhecia, mas a achei linda fazendo o papel de uma personagem chamada Pietra — detalhe: a novela foi ao ar dois anos antes de a minha filha nascer, mas naquele dia minha filha já tinha um nome definido.

Ano vai, ano vem, nada de gravidez, a esperança não morre, mas as forças parecem ir se esgotando, e realmente, em determinado ponto, eu me sentia fraca, sem mais saber o que fazer. Dias certos, mil e uma posições, malabarismo, simpatias, e nada. Eu só não gastava dinheiro com testes de gravidez porque eu era mais pontual que qualquer britânico, contudo decidi uma vez por curiosidade comprar um. Não era tão moderno, tinha até um espelhinho, era meio complexo o negócio. Mesmo sem atrasos, eu o fiz. Juro até que vi nele um positivo. Fosse um momento de alucinação, pura ilusão de óptica, ou premonição, visualização profética, depende do ponto de vista de quem vê.

Lá fui eu para mais uma das sei lá quantas consultas. Dessa vez uma mulher, médica nova, após eu contar tudo — sem que eu fosse agora questionada em nada —, pediu-me uma batelada de exames para realmente investigar o que estava acontecendo comigo, e me disse: "Não se preocupe, se houver algo errado, nós vamos encontrá-lo". Saí de lá aliviada, confesso, e até admirada com o tratamento que tive, pois fui finalmente ouvida e respeitada.

Exames marcados, feitos, resultados um tanto quanto demorados, enquanto esperávamos para a próxima consulta.

Preciso contar um fato. Sempre tive problemas com pelos encravados. Nesse mês me surgiu um que se infeccionou na virilha, impedindo-me até de usar calcinha. Eu andava literalmente de perna aberta, nada de fazer sexo nem tentativas, a não ser uma única "escapadinha" com muito custo. Já havia batido o desespero inclusive — "Como assim um mês perdido, sem tentar engravidar?" Era assim que eu pensava. Não fazer amor era perder chances, perder oportunidades de engravidar, era como sair de um sonho para entrar em um pesadelo. Mas ao mesmo tempo eu estava mais tranquila, porque finalmente saberia se havia algo de errado comigo, assim que retornasse com os exames à Dra. Nova. Porém o vigésimo oitavo dia do ciclo chegou, e cadê a menstruação?

Vigésimo nono dia, passei na Dra. Nova e pedi à secretária uma guia para fazer o Beta HCG. Espantada, ela relutou em entrar na sala da médica para pegar a guia. Respondera-me: "Mas um dia de atraso só!? Imagina! Tem que esperar mais, não deve estar". Ignorei-a, peguei a guia, virei as costas e saí direto para o laboratório. O resultado ficaria pronto no dia seguinte, depois das 20 horas, via fax (um aparelho quase pré-histórico que imprimia um papel como uma impressora on-line, para quem não sabe), ou no outro dia diretamente com o laboratório, estando disponível o original impresso. Nem preciso mencionar o tamanho da minha ansiedade. Havia um fax na oficina do futuro ex-marido. Antes de sair da casa dele, uma mistura de sentimentos indescritíveis me fizeram enjoar. Eu havia comido um macarrão com frango e molho vermelho que foi todo embora num vômito a jato — nunca mais comi essa mistura, só como agora se os ingredientes estiverem separados. Diante do fax as mãos suavam, coração acelerado, e a tremedeira eram reações incontroláveis. O papel saindo naquela lentidão que fez segundos virar séculos, e pá!, dois anos e dez meses depois, eu enfim estava GRÁVIDA. POSITIVO!

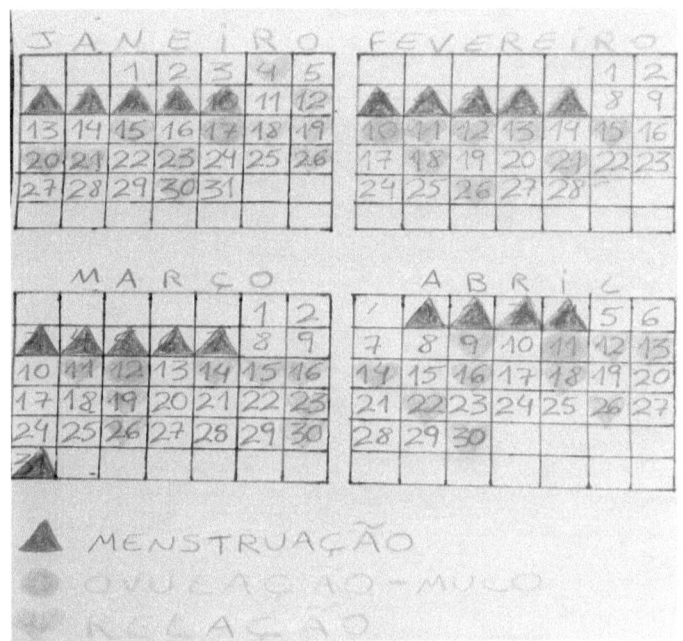

Reprodução do calendário que substituía os aplicativos atuais

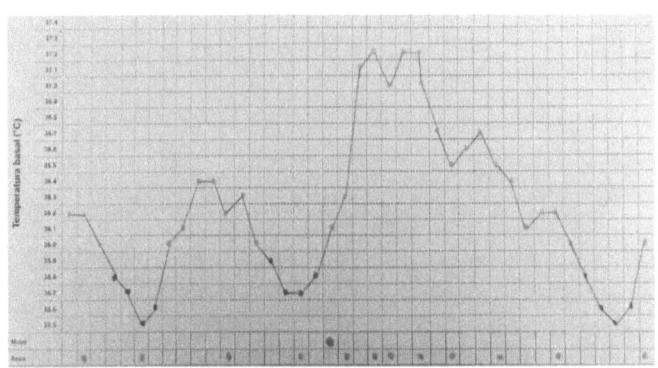

Simulação do gráfico para detectar a ovulação

Capítulo 2

Resultado na mão, passou-me um filme na cabeça e ao mesmo tempo não passou nada, fiquei tipo anestesiada. O que fazer agora? Qual o próximo passo para o futuro? O próximo passo adiante ali naquele instante: voltar para a casa e enfrentar os meus pais de imediato, sociedade depois? Profissão? Casar? Como, por onde começar? Enfim, respirei fundo, e sem muita conversa nem grandes decisões voltamos cada um para a sua casa.

Chamei meu pai no quarto e, meio trêmula ainda, fui direta: entreguei-lhe o resultado e disse:

— Estou grávida.

— Grávida?

— É, mas será que não está errado?

— Com um resultado desses, não tem nem como você não estar grávida. E agora?

— Agora não sei, só sei que eu não queria casar, queria ficar aqui.

— Como? Não quero nem ver sua mãe à hora em que ficar sabendo. Vai dormir, amanhã a gente vê o que faz.

Ele saiu do quarto, eu peguei um cigarro — sim eu era fumante ainda —, fui até o quartinho da lavanderia, acendi-o, mas a euforia era tão grande que não consegui dar mais que três tragos, e ainda me havia o peso na consciência de tê-lo acendido, porque agora não era só a mim que eu prejudicaria, além do quê eu havia feito promessa de parar de fumar quando engravidasse. Eu precisava cumprir minha palavra, então joguei-o fora, e pelos dois anos seguintes não fumei mais. Fui dormir naquela noite plenamente feliz.

Na manhã seguinte eu estava saindo para o trabalho quando minha mãe, ainda deitada no quarto, me chamou. Gelei, tremi, mas fui. O diálogo foi curto e grosso:

— Ele lá, você aqui.

— Então não preciso casar?

E ela repetiu:

— Ele lá e você aqui.

— Tudo bem.

— Agora vai até o posto, paga a gasolina do seu irmão e pega o documento dele porque ele esqueceu aqui o dinheiro e deixou o documento para lá para o liberarem.

— Estou indo.

Respirei aliviada, comemorei por dentro, e lhe obedeci.

No trabalho não comentei nada com ninguém. Eu era modelo de prova de uma marca de roupas no período manhã/tarde, e tarde/noite trabalhava como subgerente de uma loja no shopping, dessa mesma marca. Segui normalmente até que eu pudesse tomar uma decisão mais concreta com relação ao futuro que até então era incerto. A única certeza naquele momento era de que eu seria mãe.

No decorrer dos dias seguintes nada de novo, a gravidez ainda era uma coisa surreal — sem barriga, sem sintomas. Mas eu lembro que de vez em quando eu sentia algo descendo, escorrendo, um líquido quente, e eu imediatamente ia ao banheiro achando que estava menstruando, porque eu sentia leve cólica também. Mas em nenhum momento passou pela minha cabeça que pudesse ser aborto ou algo parecido. Esse medo eu não tive. Era mais por ainda não acreditar na gravidez, ter medo de não estar grávida realmente, de acordar de um sonho e a menstruação dar as caras. Mas, ufaaa!, ela não apareceu. O seio começou a aumentar, enrijecer, a auréola escurecer e a barriga crescer.

Precisávamos ainda decidir o futuro como casal. O tempo estava passando e ele não queria casar na igreja, mas minha mãe havia mudado de ideia por causa do meu pai, que achava que tínhamos que casar por conta da sociedade conservadora. *Ok*, então. Porém eu já não era mais católica, frequentava a igreja evangélica. Então eu não fazia questão de casar na Igreja tradicionalmente como manda o figurino. Um dia estávamos chegando ao bairro onde morávamos, não lembro o teor completo da conversa, mas um detalhe definiu a situação:

— Mas a gente precisa decidir logo.

— Não pode só casar no cartório?

— Não, se é para casar, que seja direito, caso contrário não vou casar com você, vou continuar na minha casa.

— Só caso se for num sítio ou em uma fazenda, um local aberto, e durante o dia.

Dito isso, fui logo falar com a minha mãe, que já estava mais mansinha e aceitando melhor a situação. A bicha é toda agilizada: em menos de um mês o local já estava escolhido, reservado, convites feitos, entregues, dama de honra e padrinhos escolhidos, vestido novo feito em tempo recorde, aliança pronta e gravada, músicos e trilha sonora selecionados, fotógrafo contratado, decoração, bolo, bem-casados, bebidas e churrasco a todo vapor, muito bem organizados.

O mais difícil foi tentar achar um padre que aceitasse fazer o casamento na fazenda, porque, nesse caso, para realizar a cerimônia ele queria um padre, e não um pastor, mas essa era uma missão impossível; ele teve que engolir o pastor, nenhum padre aceitou fazer o casório porque, além de ser fora da igreja, ele também não era crismado.

Deu até tempo de fazer chá de cozinha, organizado pelas minhas madrinhas. Foi tudo muito rápido, sem profundas reflexões do que estava acontecendo, do tamanho do passo que estávamos dando e do quanto minha vida mudaria dali para frente.

No trabalho, já com tudo pronto e definido, o primeiro passo foi anunciar tudo na fábrica. Fui até a sala do dono da empresa e lhe disse:

— Estou grávida e vou me casar. Estendi a mão e lhe entreguei o convite.

— Parabéns! — e me deu um longo e demorado abraço emocionado.

Foi entendido que naquele momento, era uma despedida, pois já não existia mais a Ariane modelo de prova, que ali esteve por cinco anos, sendo alfinetada, tendo todas as peças das coleções da marca dele sendo ajustadas naquele corpo, que agora não teriam mais as mesmas medidas, pois as curvas estavam mudando de direção literalmente, e existia um sentimento de carinho que ia além do profissional. Entre um de seus divórcios ele chegou a me convidar para sair, mas nunca aceitei; tentou me roubar um beijo certa vez, mas eu me esquivei — eu já namorava o futuro ex-marido. Mas ele era meu patrão, eu lhe devia uma satisfação, ser direta me pareceu o mais correto naquela ocasião, assim o fiz.

O segundo passo foi contar tudo na loja. Simplesmente entrei e fixei atrás da porta de entrada para o escritório e estoque o convite de casamento, no painel de avisos que tínhamos ali. As reações forem bem queridas, mas eu me lembro de uma amiga me xingar e dizer:

— Sua *&*@^&$#^! Você está grávida, me fazendo comer, e eu aqui engordando junto com você, tomando café da manhã no *fastfood*... Isso rendeu gargalhadas das boas.

A pessoa aqui — no caso, eu —, passou a vida fazendo uma refeição por dia. Isso mesmo, eu já fazia jejum intermitente, numa época em que ninguém comentava a respeito dele. Só que com uma alimentação toda errada, enfim, sem poder engordar um grama sequer, para modelar as peças de roupa. De repente, parei de fumar, vi-me grávida e faminta. O que fazer? Comer, é claro, e comer muito, até o que não comia antes, como feijão e peixe, que foram duas coisas que passaram a fazer parte do meu cardápio. Eu precisava achar um ginecologista obstetra para me acompanhar e fazer meu pré-natal; não me preocupei nem um pouco com a alimentação. Nutricionista, na minha concepção, era só para quem precisava emagrecer. Eu não tinha noção da importância desse profissional como tenho hoje; foi um grande erro que me rendeu um belo aprendizado, essa lição feita foi compreendida; nomeei o Go ao ser apresentada ao Dr.

Garotão — era assim que o futuro ex-marido o chamava, e também o marido da amiga que me indicou, por puro ciúme, já que o doutor era um tremendo boa-pinta.

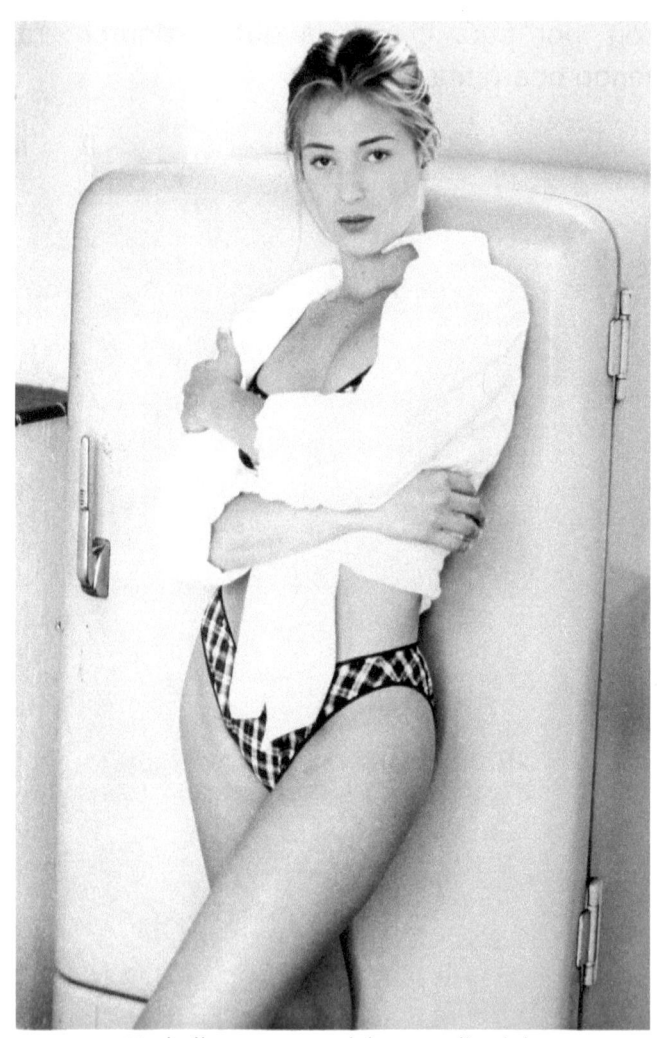

Trabalho como modelo em editoriais

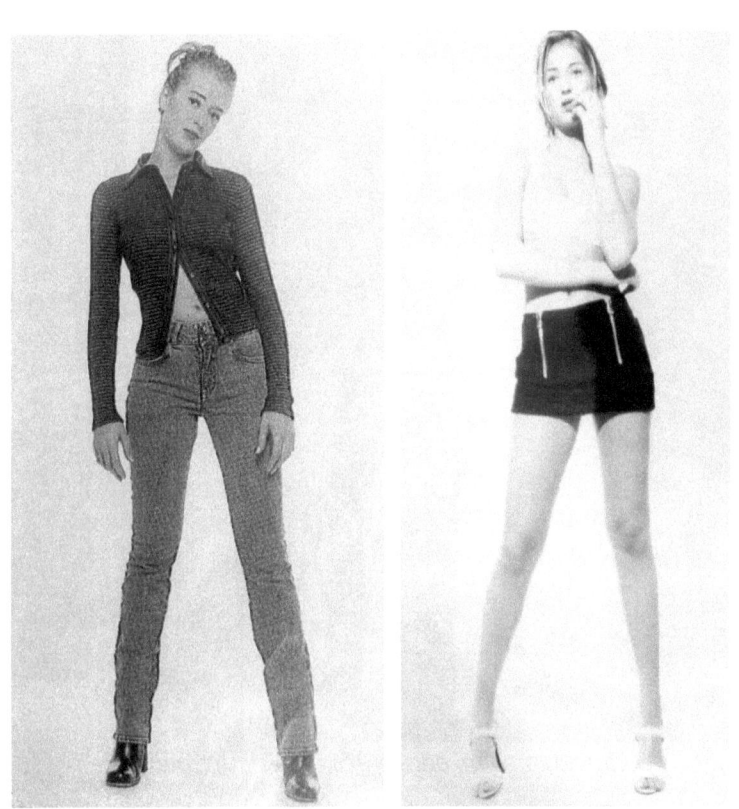

Trabalho como modelo em editoriais

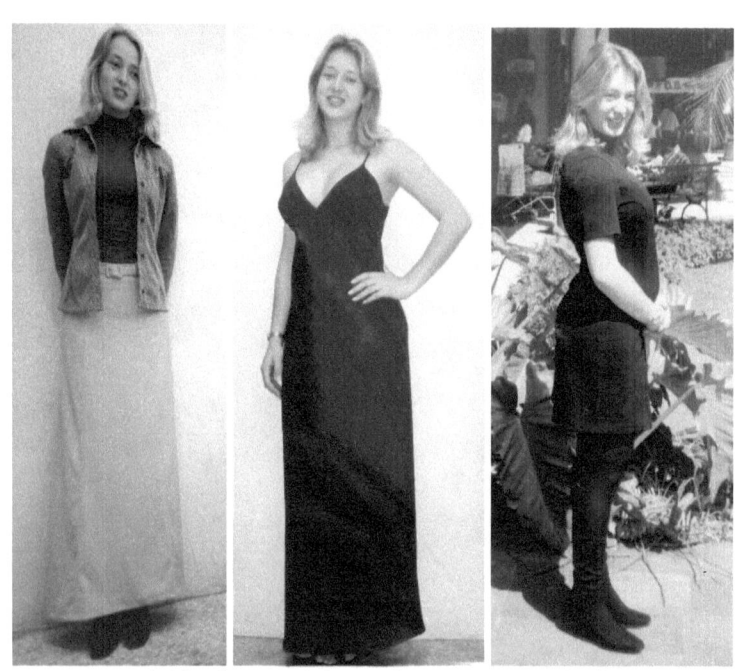

Grávida de um, dois, e três meses, no trabalho

Capítulo 3

Aqueles exames para investigar por que eu não engravidava não voltei para pegar. A médica que os solicitou foi fazer um curso fora do país e não voltaria a tempo para o meu parto. Então, médico novo, tudo novo. Os primeiros exames de grávida foram os de sangue. Lembro-me de entregá-los ao meu pai, como era costume, antes de levá-los a qualquer médico. Eu sempre lhe mostrava antes. Naquele dia, porém, ele os viu, e ficou branco. Olhou-me e disse:

— Não pode ser...

— O quê?

— Não, nada.

— Como nada? E essa cara de assustado? Fala logo.

— Esse valor só altera assim em pessoas com câncer — apontando-me o Ca 125.

Quem ficou branca fui eu dessa vez. Mas, para não me assustar, ele emendou:

— Você estava gripada no dia? Estava com alguma coisa?

— Acho que com sinusite, para variar. Por quê?

— Então pode ser por isso essa alteração.

Já o Dr. Garotão viu os exames, mas não disse nada a respeito. Receitou-me um multivitamínico chamado Materna para grávidas e me deu algumas recomendações do tipo nada de remédios, esforços físicos, etc. Passou-me um ultrassom para fazer no mês seguinte, antes da próxima consulta.

O Ca 125 é um marcador tumoral que pode ou não se mostrar alterado em uma portadora de endometriose, dependendo do nível de inflamação local. Por isso mesmo não serve e nem é mais usado para fechar diagnóstico de endometriose, segundo o protocolo lançado em 2014/2015 pela Febrasgo, no qual é dito que esse exame mais atrapalha do que ajuda na investigação.

A meta seguinte era descobrir o sexo do bebê. Apesar de na época todos estarem na torcida por um menino, o único nome escolhido, anos atrás, era o de uma menina. Mas ainda era muito cedo para saber. Meu pai, usando um pêndulo (radiestesia), dizia que seria um menino. Hoje eu sei que ele errou na previsão, ou me enganou mesmo.

O casamento aconteceu em agosto de 1997; eu já estava grávida de três meses. Casamos pela manhã no cartório da cidade de Barueri, onde morávamos, em seguida fomos para a fazenda Arcobaleno em Itu, onde aconteceria a cerimônia. Tirando uma dor de dente insuportável, por conta de um siso que estava nascendo, e minha ex-cunhada com uns "gorós" a mais na "cachola" ter feito uma cena patética depois de pegar o buquê, provavelmente pelo ciúme de ver o caçulinha casando — ela precisava extravasar suas emoções; não era a melhor hora para isso, mas *ok*, anos mais tarde me pediu desculpa pelo calor do momento — tudo correu bem. A noite de núpcias, porém, foi adiada pela minha dor e cansaço de ambos.

No dia seguinte, voltamos para casa. Dessa vez eu não mais dormiria na minha casa, e sim na dele — era um apartamento alugado em que moravam ele, o irmão — que logo depois se mudou para os Estados Unidos — e uma empregada, que era praticamente membro da família deles. Devo dizer que foi muito estranho e confesso que a primeira semana foi só choro de saudades de casa e do meu pai principalmente. Mesmo morando a duas quadras, não foi fácil cortar o cordão umbilical, mas faz parte do ciclo natural da vida e a adaptação foi inevitável. Demorou muito, mas aconteceu, e tudo na vida que registramos na memória como bons momentos traz saudades. Sinto falta de acordar cedo aos domingos para assistir às corridas com meu pai, por exemplo, de passar os finais de semana assistindo a filmes, de esperar ele chegar com o pão quentinho da padaria pela manhã, entre outras coisas, boas lembranças que marcam esse elo do laço familiar que jamais se desfaz.

Um dos sonhos do casamento era poder coordenar uma casa, fazer compras, preparar o jantar, esperar o marido chegar... Confesso que criei expectativas de ter um verdadeiro lar com a família que nascia após essa união, e mesmo não tendo aprendido a cozinhar com minha mãe, que faz isso extremamente bem e com excelência, lá fui eu para a cozinha, no primeiro dia após a mudança para um novo apartamento, preparar coração de galinha, sentindo-me toda importante. Contei-lhe que estava a cozinhar, quando chegou, mas o balde de água fria foi lançado ao abrir a panela.

— O que é isso?

— Coração.

— Não é assim se que faz.

— Como não? Minha mãe faz sempre desse jeito.

— Sua mãe faz errado. Coração é para fazer churrasco.

— Ah!, tá. E, se não tem churrasqueira, não pode comer então?

— Sei lá! Deve ter um jeito de assar, mas não assim na panela.

— Mas experimenta para você ver, como fica bom assim também.

— De jeito nenhum, isso deve estar nojento, "mó gororoba".

— Então, se depender de mim, você vai passar fome, porque eu nunca mais cozinho para você.

E assim foi feito. Enquanto estivemos, casados, ele aprendeu a se virar sozinho.

Mas voltemos ao sexo — sexo do bebê. Já era possível descobrir, mas a perna estava muito bem fechada, e nada. Passei a fazer ultrassom a cada quinze dias. A confirmação só veio no quinto mês: Pietra estava a caminho. Naquele momento eu já amava minha bonequinha, nem lembrava mais que eu um dia havia cogitado querer ter um menino. Transbordei-me de amor imediato pela minha filha e cheguei em casa toda feliz. Mas, ao contar a nova, levei um banho de pedra de gelo do futuro ex-marido. Ele simplesmente me disse:

— Menina? O que eu vou fazer com uma menina?

— A mesma coisa que você faria com um menino. É filho do mesmo jeito.

— Menina não joga futebol, não anda de moto.

— Como não? Desde quando são coisas proibidas para mulher — detalhe: ele não jogava futebol; se bobear, não sabe nem chutar uma bola.

— Não é a mesma coisa.

Acabou a conversa ali, e o silêncio reinou por alguns dias.

Eu continuei engordando, e o sexo — o sexo a dois dessa vez — raramente acontecia: ele tinha medo de me machucar, encostar no bebê, esses tabus e lendas — sei lá como chamar isso — em que ele acreditava ou usava como desculpa mesmo, pois o Dr. Garotão vivia dizendo nas consultas ser muito saudável manter as relações sexuais durante a gestação, mas, como eu não tinha a menor vontade, nem ligava, então estava tudo bem deixar como estava.

Em janeiro de 1998, Dr. Garotão fez o parto de uma amiga muito querida que deu a luz ao Pietro. Nós fomos assistir. Foi aí que conheci a maternidade do Hospital Albert Einstein em São Paulo, onde a Pietra também nasceria um mês depois. Foi lindo ver o nascimento, mas assustador ao mesmo tempo: confesso que esse era um momento do qual eu tinha muito medo, a ponto de dizer algumas vezes: "Não dá para deixá-la aqui dentro de mim para sempre?" Quem nunca pensou isso? Não devo ter sido a única no planeta a pensar algo do tipo. Mas é claro que a ansiedade gritava dentro de mim e eu não via a hora de pegar minha filhota no colo.

Com todo excesso de peso, cheguei ao meu último dia de grávida com quarenta e dois quilos a mais na balança — sim eu engordei tudo isso, as pessoas achavam que tinham no mínimo três na minha barriga, mas era só a pequena gigante Pihpizinha e a minha falta de vergonha na cara mesmo, que me trouxe consequências: pressão alta e uma bela pré-eclâmpsia que fez com que o parto se antecipasse em duas semanas e a cesariana fosse a minha única opção, segundo o Dr. Garotão, apesar de sonhar com um parto normal; não tive escolha naquele momento, apenas pude escolher entre três datas possíveis, e uma delas era o dia do aniversário da minha sogra (segundo a linha do Direito, não existe EX-sogra, você acumula sogras durante a vida); foi a que escolhi, crente que a sogra ficaria feliz com a homenagem. Só que não: tive que escutar que a Pietra havia roubado o seu dia; anos mais tarde ela me disse que estava louca quando disse isso, e me pediu desculpas. Enfim, dia dezessete de fevereiro de 1998 chegou.

Nervosa pacas, lá fui eu para os preparos: depilação, ultrassom, sonda, soro e pronto, hora da tão temida anestesia nas costas. Não senti nem a picada, porque naquele momento eu já estava passando mau, não sei explicar exatamente o que eu estava sentindo, mas eu só queria que terminasse logo e minha filha nascesse bem. Eu tinha consciência de que, se algo me acontecesse, eles salvariam apenas uma. Segurei o máximo que aguentei para não apagar. Mas, assim que nasceu, não tive aquele tão esperado momento emocionante, com direito a fotinho da família feliz na mesa de parto. Nada disso. O Dr. Garotão me mostrou rapidamente minha filha; não enxerguei nada além de uma cabecinha preta embaçada (ela nasceu com muito cabelo e preto), e ele já se virou falando: "Não gostou, eu levo para mim" — meu futuro ex-marido disse que eu fiz uma cara feia. Foi aí que eu simplesmente apaguei e parei de respirar.

Lembro-me de sentir um alívio muito grande, nada de dor, nem mal-estar, tudo estava preto como se eu tivesse entrado em um sono bem profundo, mas foi interrompido por uma voz doce de fundo ao mesmo tempo em que eu sentia uma mão leve em meu rosto, como um anjo me dizendo: "Ariane respira, Ariane você está esquecendo de respirar, Ariane respira". E eu voltei. Não tenho ideia do tempo que isso durou; meu futuro ex-marido disse não ter percebido o momento exato, ele só viu chamarem o anestesista e o tirarem da sala com a desculpa de acompanhar a filha na outra sala, e no calor da emoção minha família, que estava acompanhando tudo da janela, que dava acesso à sala de parto, não percebeu a gravidade da situação. Foi tudo muito sutil e discreto; quando o futuro ex-marido voltou já estava tudo normal, mas dali para frente não sei se me doparam, o que fizeram, nem o que me deram, só sei que não me lembro de mais nada daquele dia, do que eu fiz, de quem me visitou, de quem estava no hospital, nem se me trouxeram a minha filha. Apaguei a memória do dia, só lembro até o momento que despertei e voltei a respirar, como se eu tivesse tido uma amnésia temporária. Só sei o que me contaram, a primeira mamada, etc.

Primeira mamada que, aliás, ninguém te conta nem explica como é. Filhota mamava de um lado com sangue enquanto eu chorava de dor do outro. Mas não desisti, foi a melhor coisa do mundo amamentar. Nem em um livro inteiro eu conseguiria explicar a sensação que é essa conexão entre mãe e filha; é muito amor, é impossível descrever e mensurar esse sentimento divino que Deus me permitiu num sopro de vida voltar a respirar para vivenciar.

Capítulo 4

Vida seguiu normalmente; nada se falava a respeito do ocorrido, nenhuma sequela imediata; enfim, era só agradecer por um sonho realizado e pela oportunidade de estar viva para amar o amor maior do mundo, o de mãe, incondicionalmente falado e literalmente sentido.

Enquanto ainda estava com os pontos, eu andava curvada e segurava a barriga o tempo todo, mal conseguia dar banho na filhota. Apesar de não sentir dor, eu tinha uma aflição de esticar e repuxar tudo lá dentro, parecia que ia abrir, estourar, arrebentar, sei lá, não consegui usar a cinta recomendada também, pois me era muito sufocante. No meu tempo e limite fui aos poucos descurvando e voltando ao normal.

No dia de tirar os pontos no consultório, era óbvio que eu estava nervosa — já deu para perceber que sou medrosa, né? Foi terrível, pior do que eu imaginava — é sério. Dr. Garotão deu um puxão só, arrancou de uma vez e eu vi estrelas, queimou até a alma, uma dor que eu não consigo esquecer, não gosto nem de lembrar disso, misericórdia! Esse momento me marcou profundamente de forma negativa, eu me recordo dele como se fosse hoje.

Ser mãe era tudo que eu imaginava multiplicado pelo infinito, não há como descrever os sentimentos, as emoções e tudo mais que envolve o prazer em ser mãe, só sei que eu queria ter mais uns dez filhos sem pensar duas vezes, depois de passar por essa experiência divina. É sério mesmo. Mas o casamento, que mal havia começado, já estava para acabar. Então nem me arrisquei em tentar.

A participação do pai era praticamente zero. Nem fralda ele trocava. Uma vez fui ao shopping justamente comprar fraldas numa promoção. Ao descer do carro e pisar no local, toca o meu celular:

— Fala.

— Você vai demorar?

— Eu acabei de entrar, por quê?

— Então vai logo, que sua filha cagou e eu não estou suportando o cheiro.

— Troca a fralda dela, ué!

— Não dá! Vem logo... Tu tu tu tu.

Isso mesmo, desligou na minha cara ordenando a minha volta. Voltei para casa sem fraldas. Ele estava literalmente assim: imagine uma cama de casal, agora imagine uma pessoa deitada na transversal onde colocamos os travesseiros; era ele deitado, com um dos travesseiros tampando o nariz, e no pé da cama estava minha filha, ele com o outro braço esticado segurando com a mão na barriga dela — sorte a dele que ela ainda não se virava, porque naquela posição ela poderia cair facilmente da cama sem que ele pudesse evitar. Foi o cúmulo do absurdo, a ser somado ao inevitável fim do casamento.

Eu sempre tive o sono pesado, então, quando a Pih queria mamar, o futuro ex-marido me cutucava e eu me levantava, porque ele não se dava o trabalho de me ajudar nem de dia, muito menos de madrugada. Algumas vezes eu trazia ela para a nossa cama, por estar cansada ou por outra razão, como febre, reação de vacina, não importa, ele se levantava e ia dormir no chão da salinha de televisão que tinha ao lado. Limpar vômito, então, nem em sonho ele fazia, apenas demonstrava repulsa, fazia questão de dizer o quanto tinha nojo e saía de perto, mas eu não ligava, mesmo cansada de fazer tudo sozinha, eu faria tudo de novo quantas vezes fosse preciso, porque eu, como mãe, queria ser a melhor do mundo, pelo menos para a minha filha; pouco me importava a atitude dele, só observava e "somatizava".

Mas era preciso ser esposa também. Vale ressaltar que só na maternidade emagreci dez quilos, puro inchaço e retenção de líquido, mas ainda restavam trinta e dois de excesso. Liberada da quarentena, em um determinado momento a vida sexual tinha que voltar ao normal. Mas logo depois da primeira vez, de volta às relações, eu escutei a fatídica frase: "Parece que eu estou comendo um botijão de gás". Calei-me e me recordei de um diálogo que tivemos certa vez:

— Você sabe que a maioria dos homens são mau caráter, né?

— Tenho muitos amigos que não são não.

— Não existe amizade entre homem e mulher.

— É claro que existe, meus melhores amigos são homens inclusive.

— Sempre, ou de um lado ou do outro, um acaba se interessando pelo outro, e a amizade acaba.

— Nunca me interessei por nenhum deles, e te garanto que nem eles por mim. Não viaja.

— Mas você sabe que a maioria dos homens vai te olhar e querer te comer, mas eu, não, eu te amo de verdade.

Amor? Será mesmo? E quem é agora que nem o meu corpo queria? Desde quando quem ama se importa com a aparência, físico, idade, enfim? Mas agora, vírgula, né? Porque então não era medo de machucar o bebê durante a gravidez, era o excesso de peso já no começo da gravidez que incomodava o ser, e foi assim que, mediante a somatória, brotou em mim o meu futuro ex-marido. Faltava-me, porém, coragem para pedir o divórcio — eu tinha medo da reação, meu coração disparava a milhão toda vez que pensava em dizer que queria me separar. A vida seguiu de mal a pior nesse quesito.

Quando a filhota estava com sete meses, parou de mamar; eu já estava magra de novo, e, de volta ao trabalho, voltei a fumar também. Ele, que me conheceu fumando, proibiu-me de fumar dentro da minha própria casa. Enfim, vida seguia: casamento na geleira, ora amigos, ora inimigos morando juntos, o nosso insustentável casamento se seguiu por um tempo longo e penoso, até que um dia as várias gotas d'água transbordaram numa tempestade, que me lavou a alma e tirou um peso; foi um grito silencioso de liberdade. Tudo ocorreu depois de uma calorosa discussão, com direito a violência que atingiu um quadro, e não a mim; um telefone sem fio que virou destroços e uma grade de berço que quebrou ao ser chutada por ele. Depois dessa verdadeira noite de terror, na manhã seguinte, eu, fora de casa, ouço meu telefone tocar. Ele, do outro lado da linha, diz:

— Você não acha que do jeito que está não dá mais para continuar?

— Acho.

— Então acho que é melhor a gente se separar, você não acha?

— Acho. Vou consultar um advogado e te aviso como faremos.

A deixa foi dada e não perdi tempo. Ali mesmo onde eu estacionara o carro, numa padaria, liguei para minha mãe, mas não falei do que se tratava; peguei o telefone de uma advogada amiga dela, liguei, expliquei a situação e marquei para o mesmo dia; em seguida liguei para ele, passei o endereço do escritório e avisei que teria que estar lá no horário marcado e fim.

Foi assim, num desses testes que ele fazia para dimensionar o tal do amor que há muito já não existia, é que eu pari o futuro ex-marido, que conheceu a geleira que me tornei. Eu me separei, com um ano e dez meses de casamento, em 1999. O futuro ex-marido, inconformado, foi embora, e, além de futuro ex-marido, se tornou um ex-pai por opção única e exclusivamente dele, deixando uma ex-filha para trás. Mas essa história é só deles, foi somente um detalhe inevitável de ser mencionado, para contar que na minha história nasceu uma "PÃE", e mesmo sabendo que é impossível substituir a figura paterna, pois cada um exerce papéis diferentes na vida de uma criança, eu me cobrei ser a supermãe em todos os sentidos, para tentar suprir essa falta emocional e financeira na vida da minha filha.

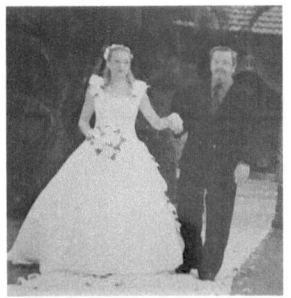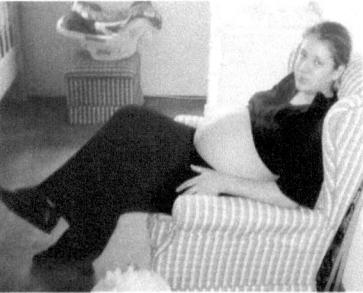

*Casamento, grávida de quase três meses, e antes do parto,
com oito meses e uma semana*

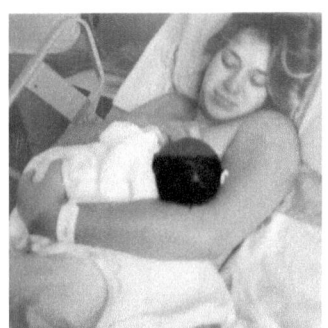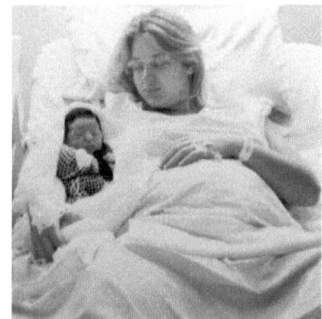

Dia do parto, primeira mamada

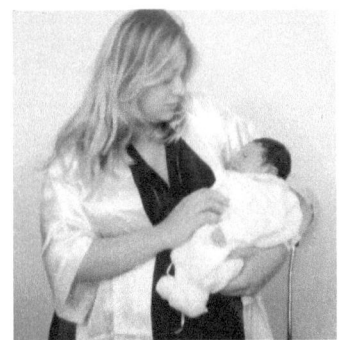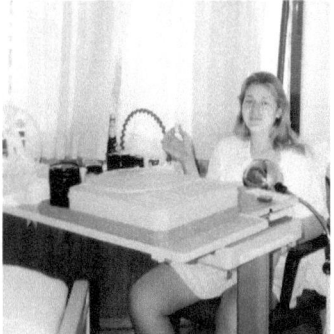

Dia seguinte, ainda na maternidade

Capítulo 5

Consulta com o Dr. Garotão no final dos anos seguintes ao nascimento da filhota. Ele dizia: "Parabéns, passou de ano com nota dez". Menstruação normal, nada de cólicas. Até que...

No ano 2000 o mundo não teve um fim como crescemos ouvindo que teria; já estávamos em 2003, e o iniciei sentindo dores mais do que reais do lado direto na região pélvica; a pele ficava sensível como se fosse queimadura de fogo, e ao passar a mão dava para sentir um carocinho. Fui ao pronto-socorro do Hospital Albert Einstein, perto de casa, em um dia de muita dor; fizeram um ultrassom de parede; o resultado foi um nódulo descrito normal, sem gravidade alguma, decorrente provavelmente da cesariana — lembram-se do puxão, aquela dor que senti queimar a pele naquela hora? Era a mesma que eu sentia agora, numa dimensão maior. Então, foi a primeira coisa que lembrei e revivi, a dor e a sensação daquele dia ali, preocupada ainda porque doía muito — até para usar uma calça jeans era torturante. Levei o exame ao Dr. Garotão, que disse a mesma coisa que o doutor que realizou o exame. Indaguei-lhe se isso não poderia ser decorrente da puxada dos pontos da cesariana. Ele riu e disse que não. Fui embora sem solução. Os mesmos exames, porém, feitos anos depois tiveram descrições diferentes nas conclusões dos diagnósticos.

Minha menstruação continuava sem cólicas, mas as dores nessa região persistiam nesse período, e, coincidentemente, mês sim, mês não, durante a ovulação; ou seja, quando eu ovulava pelo ovário do lado direito, doía ali; quando pelo esquerdo, não doía ali, doía no lado direito também; já que, segundo o Dr. Garotão, a dor reflete, nada podia ser feito; o mundo não acabara mesmo, não, mas um pesadelo havia começado e eu não tinha ideia ainda do que era, nem do que fazer para acabar, acordar e sair dele.

Eu comecei a namorar logo depois do divórcio; não tínhamos, porém, planos de ter filhos. Ele, vinte e cinco anos mais velho, já tinha duas filhas — uma delas, quase da minha idade. Disse-me certa vez: "Não vou ser avô de um filho, tenho idade para ter neto, e não ser pai de novo". Mas eu ainda sonhava com os meus dez. Enfim, no começo do relacionamento cheguei a usar o DIU de cobre; foi tranquilo de colocar, e era imperceptível também; eu nem sentia que tinha algo ali dentro de mim. Mas durou alguns meses só, porque tive corrimentos que nunca havia tido antes. Dr. Garotão dizia que podia ser decorrente da mudança de pH vaginal, mas, por via das dúvidas que me perturbavam, optei por tirar; coincidentemente, os corrimentos acabaram. Vale ressaltar que depois disso ex-"namorido" e eu fazíamos uma tabelinha bem das furadas. Certa vez a menstruação atrasou; fiz um teste de farmácia, que deu aparentemente positivo — duas linhas fixas de mesma tonalidade. Eu nem comentei nada com ele na época, fiquei com muito medo da reação que ele pudesse vir a ter, porque uma antiga namorada sua havia engravidado e abortou com o uso de um medicamento colocado em uma sopa por alguém, e ao saber desse episódio eu lhe disse que, se eu viesse a engravidar, ele nem ficaria sabendo, pois eu iria embora do país e ele nunca mais me veria. Não foi bem isso, porém, o que aconteceu. Para ter certeza do que fazer, decidi esperar mais uns dias para fazer o beta-HCG de sangue e confirmar.

Fiquei bem tensa por quase uma semana, tive medo até de almoçar com o ex-"namorido". Não havia como ele saber ainda, mas fiquei desconfiada de tudo. Antes de almoçar, eu ficava na porta da cozinha vendo o cozinheiro do restaurante da empresa preparar o almoço, para verificar se ele não colocava nada diferente no meu prato. Fiquei totalmente paranoica; estranhamente, na mesma semana, apareceu no escritório uma "benzedeira" espírita, amiga dele, a qual teve acesso à minha sala; foi quando então decidi fazer o exame para acabar com essa neura antes que eu enlouquecesse, mas não deu tempo: a menstruação desceu com um tipo de minicoágulo, só que duro no meio, junto a um sangue fino vermelho bem vivo. Achei estranha a textura: parecia uma sementinha, e esta tinha o sangue mais escuro e forte. Passei um bom tempo tentando identificá-la, olhava-a e a apalpava, mas não consegui decifrar o que podia ser. Pensei em levá-la para o médico, porém ele não tinha como me encaixar no dia e eu não tinha onde armazená-la. Acabei jogando-a fora pela privada. Pela ausência de dor, eu achava impossível que fosse um aborto, ainda mais causado por indução de algum medicamento; que era mais provável o teste de farmácia ter falhado, mesmo sabendo que falsos positivos são raros.

Naquele momento, enganar-me era uma forma de me proteger da possível realidade, além de uma decepção, de um grande sofrimento, de uma dor que nenhuma mulher que sonha em ter dez filhos está preparada para sentir. Lembro como se fosse hoje: alguns dias de atraso somente, cólica nenhuma, somente a dor que eu já estava acostumada a sentir do lado direito; eu acariciei entre os dedos aquela sementinha da qual jamais vou-me esquecer; a mistura da dúvida e da certeza quanto ao que realmente havia acontecido, ainda que inconscientemente, porque eu evitava pensar mesmo que me viesse à mente constantemente. Esse fato me ocorreu e acabou me machucando por muitos anos. E, para variar, sofri calada. Por que eu não levei para análise? Por que não falei abertamente com o ex-"namorido"? Por que não fiz o exame de sangue no primeiro dia? Várias perguntas não respondidas, pelas quais eu tive que me perdoar para seguir em frente.

Na mesma semana, minha filha, toda "titiquinha", vira-se para mim e me pergunta:

— Cadê o neném que estava na sua barriga?

Gelei-me por dentro, e lhe respondi:

— Que neném? Não tinha neném!

— Tinha, sim. Aonde ele foi?

— Não sei, filha.

Marquei hora com o Dr. Garotão. Exame de toque normal, nada de anormal. Não tinha como saber se fora aborto ou não, ele me disse. Era fato ter que alimentar uma dúvida e sustentar uma dor com a qual eu não sabia lidar.

Relatar esse fato aqui neste livro me arrancou soluços em meio a inúmeras lágrimas, mas, uma vez mais, eu me libertei; o desabafo me aliviou imensamente, eu não tinha a menor ideia da dimensão do peso que guardar esse acontecimento por tantos anos me causou. Essas linhas ficarão registradas na minha história; porém, agora, literalmente é uma página virada e superada.

Uns anos mais tarde fui com uma amiga em um guru, desses que olha para você e descreve sua vida. Apesar de ser meio incrédula com esse tipo de coisa, ela me convenceu quando me disse que ele se comunicava com anjos, para nos transmitir recados, e que tudo poderia ser gravado em uma fita cassete para levarmos; que era sério, só famosos se consultavam com ele para obter um direcionamento nos negócios — inclusive nosso ex-patrão, da época em que trabalhávamos numa loja. Enfim, acabei topando ir, mas me arrependi profundamente. Escutei centenas de vezes a gravação até cansar, estressar-me e, em um dos meus momentos de pânico, dar fim à fita. Eu escutava principalmente a parte em que ele me perguntara se eu já havia feito algum aborto. Eu lhe contara por cima o que houve e afirmara que não tinha certeza do aborto. Ele me respondera bem rispidamente: "Eu só vejo uma criança aqui, e é um menino; se você abortou, não existe outro, era esse e você não vai ter mais filho". Alguém consegue imaginar como eu fiquei? Não sei descrever o quanto isso me atormentou, nem por quanto tempo, mas foi muito, pesou por anos. Outra coisa dita foi que o próximo marido, futuro pai de um possível filho, caso eu não tivesse abortado, seria uma pessoa que viria a ser não um pai para a minha filha do primeiro casamento, mas um bom amigo, que ela o teria como melhor amigo, do tipo curtirem até balada juntos —

ele usou mesmo esta expressão: B-A-L-A-D-A. Foi uma confusão armada na minha cabeça, da qual chegou a sair fumaça. Se isso fosse real, esse marido seria um fantasma imaginário, porque não é o "maridones" atual. Aguardam–se cenas do próximo capítulo ou não? Claro que não, prefiro acreditar no pêndulo (radiestesia) que mostrou três filhos, e que o atual "maridones" e filhota só não são melhores amigos por opção deles, pois nada há que os impeça. Mas é impressionante como, ao cutucar meu ponto fraco, eu me deixei levar por isso. Valeu-me o aprendizado, que me fortaleceu depois de tudo isso muito ser remoído dentro de mim.

Passado algum tempo desse primeiro ocorrido de estar grávida ou não, minha menstruação, que continuava regulada como um relógio, atrasou novamente. Fui fazer um Beta HCG, em vez do teste de farmácia, mas dessa vez deu negativo. Cheguei atrasada ao escritório nesse dia, e fui falar com o ex-"namorido"; ele simplesmente me disse: "Eu tinha certeza de que você não estava". Pintou-me uma pulga atrás da orelha naquele momento. Um amigo seu soltou que tempos atrás havia visto tudo para ele fazer vasectomia, depois que ele engravidara a antiga namorada, porém ele não o quis, pois o namoro já tinha terminado. Mas, diante dessa afirmação, desconfio que ele fez o procedimento durante o nosso namoro mesmo, possivelmente após o meu primeiro teste ter dado positivo. Para variar, o assunto morreu aí, e não falamos mais disso. Sigo sem saber, mas também não me interessa mais, porque não muda nada, e ficar remoendo um passado que não volta já me causou alguns danos. Agora, com mais clareza, tenho o poder de escolher como lidar com o que se passou, para seguir em frente.

Próximo capítulo, por favor.

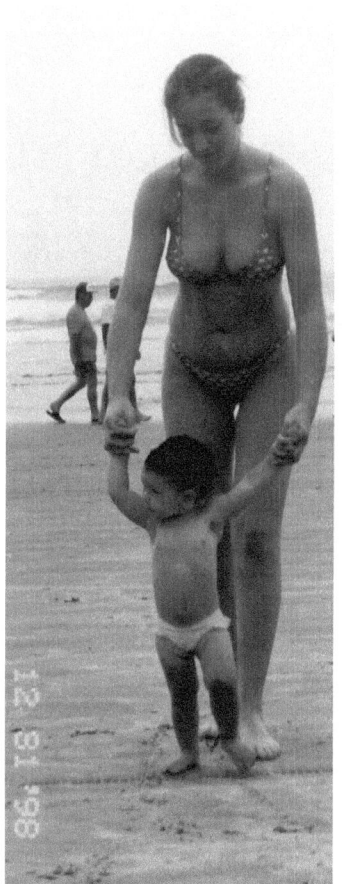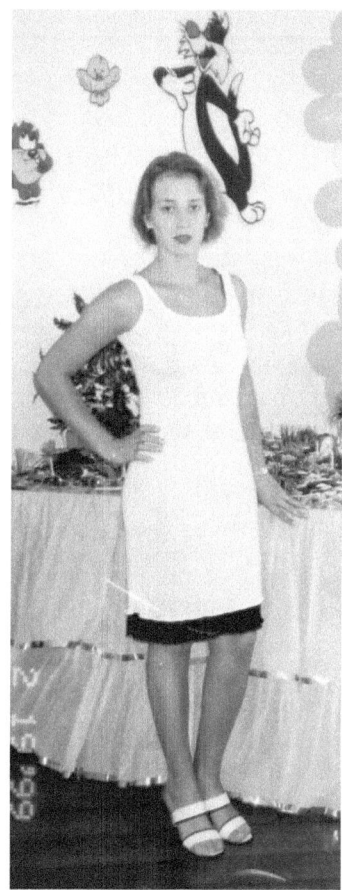

Dez meses após o parto, bem mais magra, e no dia do aniversário de um ano da minha filha, totalmente de volta à boa e velha forma, sem fazer dieta, só retomando os hábitos anteriores à gravidez, ainda nada saudáveis

Alguns exames ficaram perdidos entre as mudanças, outros esquecidos em meio a consultas, mas tenho guardado muitos que comprovam os diagnósticos.

ULTRA-SONOGRAFIA DA PAREDE ABDOMINAL ANTERIOR

Presença de formação hipoecóica arredondada, de limites bem definidos com tênue sombra acústica posterior medindo 1,0 x 0,5 cm localizada na transição entre a gordura subcutânea e o músculo reto-abdominal direito, sem fluxo ao Doppler colorido.
O restante da parede abdominal planos anatômicos preservados, sem sinais de lesões expansivas.

CONCLUSÃO: O quadro ultra-sonográfico favorece a hipótese de glanuloma em parede abdominal direita.

Exame feito em 2003 com um resultado no qual nada poderia ser feito, segundo os médicos, porque era normal

N2- Uma hipoecóica, de conteúdo denso, medindo 1,8 x 1,0 cm.

Resultado em 2014, com medidas aumentadas, quando realmente tive certeza de que não estava louca; conto detalhes no Capítulo 10

Presença de imagem hipoecoica nodular, abaixa da incisão cirúrgica, medindo 7 x 5 mm, que pode corresponder a foco de implantação de endometriose.

Não há evidência de herniação à manobra de Valsalva.

OPINIÃO:

Presença de imagem hipoecoica nodular, abaixa da incisão cirúrgica, que pode corresponder a foco de implantação de endometriose.

Diagnóstico em 2017 com o nódulo correspondente à endometriose até então não mencionada nos exames anteriores, porém em regressão, devido às mudanças iniciadas em 2015

Capítulo 6

Pulei os exames no fim de 2005 para o início de 2006; apenas adiei o fatídico diagnóstico. Exames de rotina sendo feitos, na própria sala do ultrassom a médica me perguntou se eu tinha endometriose, sem eu nunca ter ouvido falar disso. Disse-lhe que eu não sabia do que se tratava. Entregou-me o laudo constando sugestão de endometriose por um endometrioma no ovário esquerdo.

Dr. Garotão disse que não deveria ser nada, mas me perguntou se eu queria repetir o exame. Eu repeti. Mesmo laboratório, outra médica, porém o mesmo laudo, confirmando a doença. Para ter certeza absoluta, fiz mais dois no mesmo ano, sem ainda entender o que significava essa palavra. Entregando o resultado ao Dr. Garotão, questionei novamente a dor do lado direito, já que no laudo havia sido diagnosticado um problema no lado esquerdo. Ele, então, me disse: "A dor reflete". Não me conformei com a resposta, era muita dor e real para ser mero reflexo, mas essa foi a única resposta que tive. Endometriose desde sempre, assintomática até certo ponto — pois as dores surgiram após a cesariana —, e com uma dor que reflete há anos, porém só diagnosticada agora? Como questionar, se a única alternativa que me foi dada era fazer uma cirurgia para limpar o ovário esquerdo — quando o que me doía era o do lado direito —, e em seguida bloquear a menstruação por um ano, antes de tentar engravidar novamente, caso eu quisesse, porque assim era muito pouco provável que conseguisse, já que, segundo ele, a endometriose causa infertilidade? Saí de lá desnorteada, com as guias de exames pré-operatórios em mãos e aos prantos. O meu mundo estava desabando em 2006, e um filme se passando na minha cabeça.

Anos para engravidar no primeiro casamento, possível aborto no segundo relacionamento, dores horríveis pós-cesariana, tudo se conectando a um diagnóstico tardio que levou doze anos. Cheguei em casa por inércia naquele dia, e só me lembro de dar a notícia para o ex-"namorido" e lhe dizer: "Mas eu quero ter mais filhos. Não quero operar", e cair no choro novamente. Esse filho não seria dele, nem viria agora com esse diagnóstico. Fiquei muito confusa, precisava cuidar desse problema que eu nem conhecia e rever meu relacionamento, que não me levaria a ser mãe novamente.

Não sei por quanto tempo chorei, mas foram alguns meses de tristeza e lágrimas; quase ninguém conhecia a doença; na internet não tinha quase nada de informação, mas é claro que fui atrás de tudo que era possível e achei coisas horrorosas, como pessoas que sangravam pelo ouvido junto à menstruação. Terror total, entrei em pânico ao lembrar que antes de engravidar eu sangrava pelo nariz. Como assim, será que tinha ligação ou não? Parei de procurar para não surtar. Lembro-me de ter contado para uma amiga, que me disse que já tinha ouvido falar do problema porque uma conhecida sua estava com isso também. Ela me disse: "Fica tranquila, é muito normal isso aí", querendo me acalmar mesmo, mas no meu mundo, naquele instante não havia nada de normal no diagnóstico dessa doença desconhecida.

Ao contar para uma prima, ela imediatamente marcou hora com o médico dela, que era um professor bem-conceituado na Escola Paulista de Medicina. Ele viu meus exames e já me disse que era cirúrgico, mas quis me examinar. Senti uma movimentação no clitóris, eu me incomodei e me movimentei para levantar, porque realmente achei muito estranho aquilo — nunca tinham tocado no meu clitóris para fazer exame de toque. Ele se levantou imediatamente, tirou as luvas e foi para a mesa tranquilamente, na maior cara de pau. Peguei minhas coisas e saí, comentando com ela meio sem jeito de relatar o ocorrido. Ela me disse: "Imagina Ari, deve ter sido impressão tua. Ele é muito bonzinho".

Mais um pilantra safado, na minha opinião, isso sim. Porém, sou grata de coração pelo que ela fez por mim, e deixei para lá, porque atitudes como a dela, de se preocupar comigo, ao ponto de marcar consulta, deixar de trabalhar para me acompanhar e ainda pagar, são raras de se ver e se ter.

Passei por mais dois médicos do plano de saúde, e a resposta era a mesma: cirurgia em primeiro lugar. Mas, vendo meu desespero, meu ex-"namorido" conversou com um amigo, o qual lhe deu a indicação de um médico famoso que estava em destaque na mídia, e se dizia especialista no assunto. Então lá fui eu para o Dr. Galã.

Consulta num valor bem salgado, num consultório agregado à própria casa dele. Mas eu me encantei com a simpatia e toda a explicação, falada, gesticulada, desenhada no papel, com riqueza de detalhes: que a endometriose era uma doença da mulher moderna — que menstruava demais e tinha filhos de menos —, que não tinha problema fazer uso desses implantes, mesmo eu sendo fumante e blá blá blá. Ele me deu uma aula de como funcionavam, eu comprei a ideia. Literalmente, passou a mão na minha cabeça e me acolheu com tudo o que eu queria ouvir: "Não precisa operar, é só parar de menstruar", ele afirmou. Nem preciso dizer que ali, naquele instante, o Dr. Galã ganhou mais uma cliente.

E, sem saber a composição exata nem sequer pedir a bula do implante, lá fui eu toda medrosa e corajosa ao mesmo tempo para a salinha do pânico. Anestesia local e "pufff", caninho implantado no quadril. Sensação de desmaio ao levantar, nada além disso, e pronto, a famosa Elcometrina estava dentro de mim. Naquele momento eu só tinha certeza de uma coisa: era melhor enfrentar isso, cujo efeito me foi descrito em resumidas palavras com toda positividade, do que encarar uma cirurgia que eu tanto temia.

Voltei para casa feliz. Efeitos colaterais? A princípio, só o suor um pouco além do normal. Cabelo, parecia que tinha sido lavado no meio da academia, pingava como se tivesse acabado de sair da piscina, e o pé resolveu ter chulé. Isso me incomodava bastante. Passei a tomar mais banhos por dia. Mas a menstruação não veio mais, nem as dores que a acompanhavam. Confesso também que bateu uma depressão; mesmo que tudo estivesse caminhando bem, eu me sentia triste em vários momentos. Dei uma engordada de leve também. Ainda assim, acreditava que dos males o menor.

Seis meses se passaram, batelada de exames feitos, hora de voltar ao Dr. Galã e trocar o implante. Fui ao banheiro antes de sair de casa — dor de barriga básica de alguém medrosa, é claro. Anestesia local, dessa vez houve um corte com bisturi para tirar o anterior e colocar dois outros, repetir a Elcometrina e acrescentar a Gestrinona, um esteroide anabólico sintético de característica masculina, conhecido como o "chip da beleza", que promete emagrecer e aumentar a massa magra. Sem direito à bula também, mas eu confiava no Dr. Galã. Mais uma pequena grande fortuna paga, ponto falso dado, mesma sensação de desmaio e pronto, exames *ok*, sem mudanças positivas de regressão, mas também não houve evolução, então *ok* até aquele momento. Saí de lá com dois caninhos no quadril; o Dr. Galã me passou duas fórmulas, uma para a depressão e outra para dar uma força no emagrecimento.

Relutei em mandar fazer a fórmula da depressão, pois eu havia passado por um período de tristeza quando namorava o futuro ex-marido, que não chegava a ser depressão, a meu ver, mas minha mãe me deu um remédio para isso, um desses que ela tomava, mas eu não tinha ideia de qual era e fiquei pior do que eu já estava. Passei realmente a ficar deprimida — eu só chorava —, como se tivesse tido efeito contrário.

Na época éramos evangélicas. Certo dia um pastor veio em casa conversar comigo, e, na intenção de ajudar, piorou ainda mais as coisas, questionando meu namoro, sem que eu pudesse sequer abrir a boca para dizer algo a respeito, porque eu só conseguia chorar. Ele simplesmente virou e me disse:

— Vou ter que contar para sua mãe que você não é mais virgem.

— Um padre você jamais poderia ser, mediante essa atitude. Mas tem certeza que você é e pode ser pastor?

Levantei-me e me retirei; minha mãe apenas veio me dizer que não carregaria essa carga sozinha e que contaria ao meu pai. Foi em vão pedir-lhe que não. Mas como dizer para o meu pai que não era bem assim e dizer-lhe: "Então, lembra aquele dia que eu atrasei e você não estava conseguindo ligar na casa do namoradinho, e apareceu para me buscar de surpresa? Então, então e então 'meooo'"?

Logo eu, que odeio mentiras... Mentir para o meu pai era inadmissível. Apenas não abri a boca. Ele simplesmente disse: "Quero conversar com vocês dois", e foi rápido prático, objetivo e direto.

— Já fizeram, já são bem grandinhos, espero que adultos e maduros o bastante para que, se amanhã ou depois o namoro terminar, nem você nem ela saiam por aí difamando um ao outro, porque isso eu não vou admitir. Estamos conversados?

Simples assim, nada de perguntas nem questionamentos, recado dado e pronto. Não precisei passar o relatório da minha vida sexual para o meu pai, que só queria se certificar do que se passava de fato. O que estava acontecendo entre nós dois ficaria entre nós dois e ponto final.

Demorei um bom tempo para mandar manipular, pois realmente eu tinha medo dessas bolas, como eram chamados, mas acabei fazendo, porque o excesso de peso começou e a depressão tinha fugido do controle. Foi o sinal para mais um pesadelo começar.

O ovário esquerdo mede: 51 x 46 x 44 mm; volume: 53 cm3 (normal até 10,0 cm3).

Ausência de massas ou coleções anexiais.

Fundo de saco posterior livre.

OPINIÃO:
Estudo ultra-sonográfico da pelve por via endovaginal evidencia:

Cisto com conteúdo líquido apresentando ecos internos em suspensão (debris) no ovário esquerdo (endometrioma?, hemorrágico?).

Primeiro exame em março

O ovário esquerdo mede: 49,5 x 40,9 x 36,8 mm; volume: 39,0 cm3 (normal até 10,0 cm3).

Não há líquido livre na cavidade.

Fundo de saco posterior livre.

OPINIÃO:
Massa cística complexa em topografia de anexo esquerdo.
HD : Endometrioma

Segundo exame em maio

Ovário esquerdo de dimensões aumentadas, apresentando duas imagens císticas, adjacentes, regulares, conteúdo hipoecóico, finamente heterogeneo,medindo a menor 22 x 15 x 17mm e a maior 40 x 36 x 42mm.

Ausência de massas ou coleções anexiais.

Fundo de saco posterior livre.

OPINIÃO:
Estudo ultra-sonográfico da pelve por via endovaginal evidencia:imagens compatíveis cistos com conteúdo heterogeneo em ovário esquerdo aumentado. (Ente as hipóteses diagnósticas, inclui-se cisto endometriótico.)

Terceiro exame em julho

O ovário esquerdo mede: 57 x 50 x 33 mm; volume: 49 cm3 (normal até 10,0 cm3).

Ausência de massas ou coleções anexiais.

Fundo de saco posterior livre.

OPINIÃO:
Estudo ultra-sonográfico da pelve por via endovaginal evidencia:

Cisto simples no ovário direito.

Cistos com conteúdo líquido apresentando ecos internos em suspensão (debris) no ovário esquerdo (endometriomas?).

Quarto exame em outubro

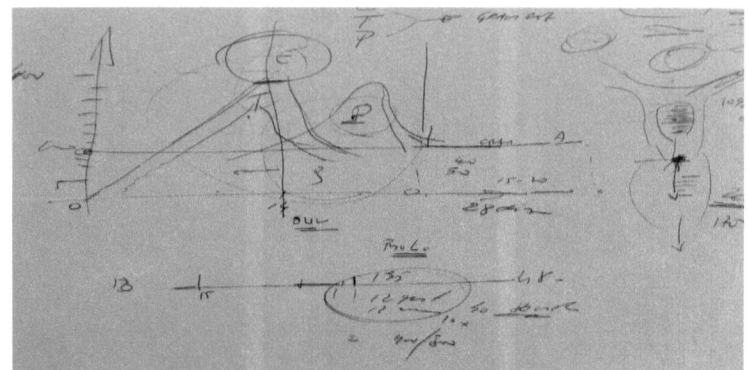

Explicação desenhada do Dr. Galã

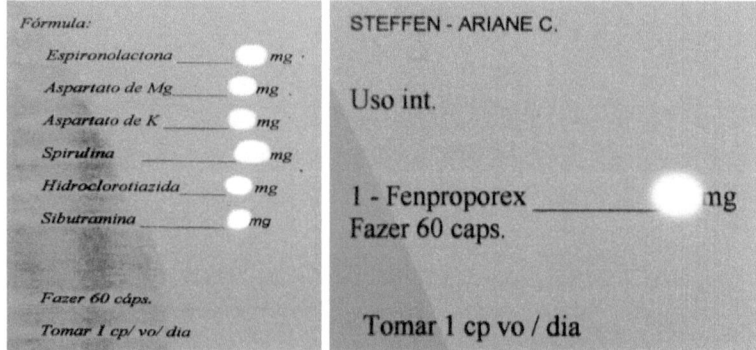

*Fórmulas que o Dr. Galã me passou e
ajudaram a desencadear a síndrome do pânico*

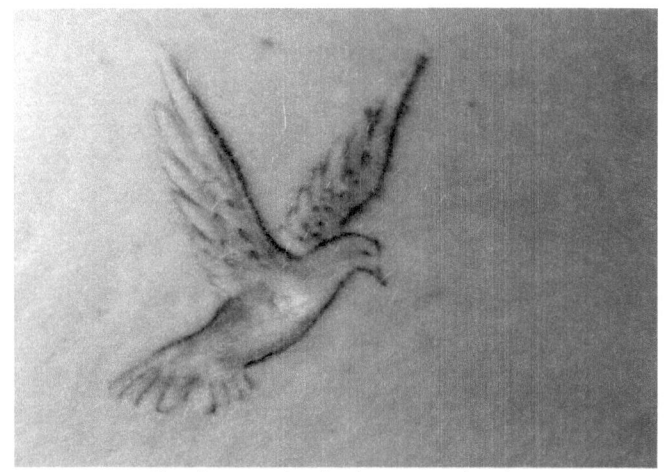

Cicatriz por onde o implante era colocado;
fiz uma tatuagem em cima dela

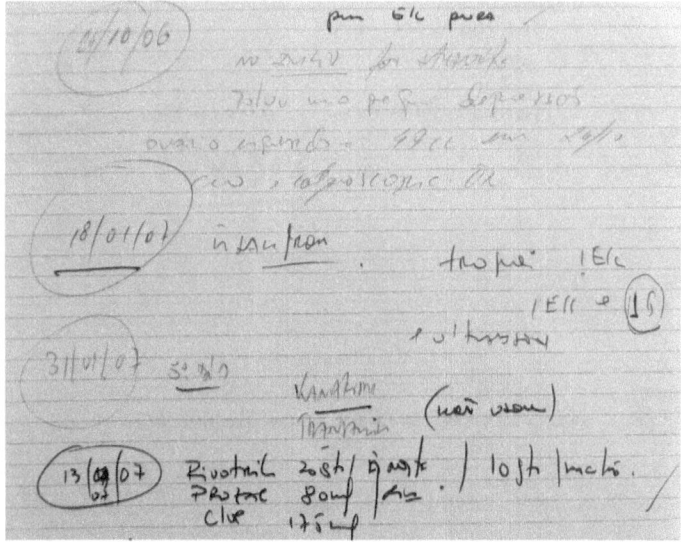

Anotações do Dr. Galã, que ficaram comigo por engano — assim como alguns
exames meus provavelmente ficaram com ele —, onde constam a depressão,
o implante e alguns dos fármacos que usei

89

Capítulo 7

Comecei a ter calafrios e a ficar extremamente cansada de ir da minha cama ao banheiro, que ficava a nove passos de distância. Eu tinha sonhos terríveis e acordava assustada, ofegante, nada fazia sentido. Fiquei com medo de morrer e parei de tomar as fórmulas, já que eram as únicas coisas diferentes que eu estava usando além do implante. Os calafrios e o cansaço passaram em menos de uma semana, mas os pesadelos não, estes me perseguiram por um longo período.

Nesse tempo todo muitas coisas passaram pela minha cabeça. A vontade de constituir uma família, ter mais um filho e um marido ao meu lado, que fosse pai de verdade, também me fez repensar o relacionamento com o ex-"namorido", que estava acomodado com a situação. Perspectiva zero de mudanças para um futuro relacionamento concreto. Eu já não tinha a menor esperança de construir uma família com ele. Acabei terminando o relacionamento.

Uma semana depois, numa segunda-feira, após dia das mães, levei minha filha para escola — ela estudava em São Paulo — e fui para a academia que ficava no shopping ao lado. Como sempre fazia, caminhei na esteira. Lembro-me de não me ter sentido bem; olhei a frequência cardíaca: cento e oitenta batimentos; apavorei-me, achei que pudesse ser fome; direcionei-me à cantina da própria academia, pedi um suco de melancia, mas não consegui bebê-lo inteiro; a sensação piorava, em vez de melhorar, eu precisava sair dali urgente. Peguei o carro e fui embora, mas, quando cheguei ao pedágio, travei, não consegui mais respirar, achei que desmaiaria a qualquer momento. Liguei para o meu pai desesperada; ele me disse: "Vem devagar, você está perto, vai conseguir chegar", e eu fui, consegui chegar, e parei na Amil. O médico que me atendeu pôs-me no soro dizendo que o que eu tinha era desidratação, e me mandou para casa. Nesse dia minha mãe foi comigo buscar minha filha na escola. Tudo bem, foi tranquilo depois.

Dia seguinte, passei pelo pedágio da ida para levar minha filha, e gelei, coração disparou, perna tremeu. Imaginei que pudesse ser por lembrar o que havia ocorrido no dia anterior, mas não, a sensação foi piorando e o desespero de imaginar que algo pudesse me acontecer no carro e eu me perguntava mentalmente o que fariam com minha filha, para onde me levariam? O desespero tomou conta de mim, a boca estava seca e eu precisava ao menos entregar minha filha em segurança à escola, a qual levou uma eternidade para chegar-me. Filha entregue sem perceber nada, liguei novamente ao meu pai para que ele fosse me buscar. Com muito custo ele me convenceu a ir sozinha. Fui e não sei como consegui chegar a um shopping um pouco mais distante. Travei ali mesmo no estacionamento, não teve jeito, não conseguiria passar mais uma vez pelo pedágio, que era o ponto de divisa das cidades — na minha cabeça, o que me separava da minha filha. Meu pai teve que vir até mim, mas precisei esperar minha mãe, que não acorda cedo de jeito nenhum, resolver acordar para vir junto, já que alguém teria que voltar dirigindo não só o carro deles como o meu também. E lá fomos nós direto para a Amil novamente. Dessa vez um outro médico de plantão afirmou na lata: "Você está com síndrome do pânico". Eu ainda lhe questionei, dizendo que podia ser câncer, diabetes, coração, menos isso, pois uns dois anos antes eu já havia tido pânico, mas não precisei de médicos, remédios, etc., mas isso que eu estava sentindo era muito pior.

Fui para casa medicada com um remédio de tarja preta e prescrição de outros, que, ao comprá-los e ler sua bula, não tive coragem de tomar antes de questionar um médico por telefone e ele me convencer, depois de mais uma crise violenta, achando que eu morreria a qualquer segundo antes que alguém chegasse em casa a tempo de me socorrer, em pleno horário de pico, em que o trânsito trava a região; eu, sozinha com minha filha, e ela vendo toda aquela situação e tentando me acalmar, dizendo-me que eles já estavam chegando. Só de imaginar que ela tenha passado por isso sozinha, tão pequenininha, me parte o coração até hoje. Então, fui obrigada a me sujeitar à medicação, porque eu não tinha controle algum diante de uma situação tão devastadora que tomava conta de mim, e até então na minha concepção eu não tinha o que fazer. Enfim, eu me entreguei.

Minha mãe avisou o ex, que voltou a ser "namorido" no mesmo dia. Ele prontamente ligou para um neurologista conhecido, que imediatamente passou a me tratar e foi bem claro em dizer que o que desencadeou novamente essa síndrome do pânico potencializada em mim foi a fórmula do Dr. Galã. Então, em 2007 eu estava com mais esse diagnóstico, a ser tratado com nada mais, nada menos que Rivotril, Prozac e Clo, um trio literalmente da pesada.

À primeira vez que tive a síndrome do pânico eu tinha medo das pessoas, da maldade delas, não só fisicamente falando, mas verbalmente mesmo — o falar mal do próximo, a fofoca, a mentira. Não era uma coisa aceitável dentro de mim; eu me isolei de tudo e de todos — amigos, família, etc. —; só tinha contato com os alunos da academia em que eu era sócia com o meu irmão, o qual, por algumas vezes a quem eu deixava transparecer momentos de pânico, perguntava-me se eu estava louca — no fundo não deixava de ser uma loucura, uma loucura só minha.

Vivi momentos de muito joelho no chão, choro e oração. Nessa época procurei o batismo nas águas, buscava conforto em algum lugar, independente de religião. Um belo dia, depois de quase um ano sofrendo sozinha, trombei com um pastor, esse era realmente um enviado de Deus. Na saída da minha academia, ele me parou e disse: "Não te conheço, nunca te vi, mas Deus manda te dizer que só Ele sabe, Ele está te vendo ajoelhada e vai honrar tuas lágrimas, tome posse da tua vitória", e eu tomei posse daquelas palavras imediatamente com todas as minhas forças. O choro a partir dali foi só de alegria. Com um milagre, fui aliviada e curada, não sentia mais nada; toda vez que acontecia uma situação que antes me levava ao pânico, eu derramava lágrimas de emoção por estar libertada desse sentimento que já não mais me dominava, e agradecia.

Mas dessa vez foi um pouco diferente. Quando minha filha começou a estudar em São Paulo — que, apesar de próximo, me fazia pegar estrada e passar por um pedágio —, no começo eu ficava ali pelas redondezas; caso acontecesse algo, eu estaria por perto; então eu ia para a academia, depois esperava a hora do almoço para comer no próprio shopping e voltava para a escola para esperar ela sair.

Depois de um tempo, eu só ia para a academia e voltava para casa, afinal ela passava oito horas dentro da escola e em segurança, mas esse voltar para a casa me fazia sentir culpa, pois eu tinha a sensação de abandonar a minha filha — na minha cabeça era exatamente isso o que se passava; não adiantava repetir para mim mesmo que ela estava bem e segura na escola, na minha cabeça eu não tinha o direito de fazer com que ela se sentisse abandonada como o pai dela havia feito, e para que ela nunca se sentisse assim eu criei uma superproteção totalmente excessiva, a fim de tentar suprir uma falta, um vazio, que ela pudesse vir a sentir; então, nunca me permiti chegar atrasada, por exemplo, para pegá-la na escola, em festinhas, clube, na casa de amigas, da minha mãe ou de alguma atividade qualquer; os horários eram sempre cumpridos com a máxima antecedência — e é até hoje assim: quando ela me avisa que está chegando na estação de trem, onde eu a busco, por exemplo, se ela chegar e eu ainda não estiver lá esperando por ela, o telefone toca imediatamente para saber onde estou.

Enfim, pirei nos meus pensamentos; o medo de morrer e deixar minha filha sozinha tomou conta de mim de uma tal maneira que não consegui me controlar. Por um longo tempo eu me dopei com essas drogas; como diz minha mãe, eu vivia grogue.

Cheguei à conclusão de que a fórmula passada pelo Dr. Galã apenas havia apertado um gatilho emocional já existente, de um excesso de ansiedade absurda em que eu vivia. Ele imediatamente suspendeu as fórmulas, acolhendo-me com toda compreensão e carinho.

Capítulo 8

Com os dois implantes juntos, o ovário esquerdo diminuíra de tamanho, porém os endometriomas se mantinham lá menores também, mas presentes — eram em três. Já o Ca 125, até então solicitado sempre junto aos outros exames de rotina, estava *ok*, e segui trocando o implante, mantendo tudo igual, mesmo com alguns outros efeitos colaterais surgindo no meio do caminho, como a voz, já não tão fina, que foi ficando mais grossa ainda, e uns pelos masculinizados que foram aparecendo no queixo como barbicha, o que me fez ter uma pinça em cada canto da casa, carro, bolsa, enfim, até hoje não passo um dia sem arrancar um pelo barbado em mim.

No relacionamento, não conversávamos muito — aliás, quase nada sobre os meus problemas de saúde. Ele me arrumava os médicos e me deixava por conta deles — terapia, psiquiatra, neurologista, ginecologista, etc. Uma vez, fugindo de uma abelha na piscina de casa, enganchei meu dedo, do lado do dedinho, no gancho da capa que cobria a piscina e puxei; nisso quebrei o dedo do pé em três lugares.

Só para imaginar a dor, não consegui me levantar do chão, caí e fiquei ali mesma, sozinha em casa. Liguei para o ex-"namorido", que mandou um amigo imediatamente até mim, para me ajudar e me levar até a Amil. O ex-"namorido" me dava toda a assistência necessária, mas de forma distante, e como eu nunca gostei de me fazer de vítima, para mim estava tudo bem, apesar de sentir uma certa carência nesses momentos — quem não gosta de um mimo, né? Por outro lado, se há uma coisa de que eu não gosto, é que me olhem com cara de dó; sempre tive comigo que os meus problemas são meus e não tenho que ficar dando trabalho para ninguém, apesar de querer um colo de vez em quando. Ser forte e durona era o que eu sabia ser, mesmo que por dentro não o fosse. Essa capa sempre foi minha maneira de me proteger de mais sofrimento, sofrimento esse que estava refletindo na minha saúde, sem que eu me desse conta do porquê.

Dois anos mais tarde, após reatar o namoro com o ex-"namorido", tudo continuava igual, nenhum comportamento ou atitude diferente que me fizesse ter esperança de alguma mudança, mas alguma coisa precisava mudar, e mais uma vez terminei o relacionamento, dessa vez sem volta, porque, independente do sentimento envolvido, eu realmente estava determinada a ter uma família de verdade, e ele não manifestava nenhum sinal de que um dia isso pudesse vir a acontecer com a gente. Então eu disse "adeus" aos dez anos de namoro com muita dor no coração; foi uma decisão muito sofrida que tomei na minha vida, mas me mantive firme; dessa vez tive voz ativa e me posicionei diante do que eu acreditava ser melhor para mim, mesmo com a incerteza se a endometriose me permitiria engravidar novamente. Eu estava disposta a lutar por esse sonho, era meu projeto de vida.

A primeira coisa que fiz foi refazer uma tatuagem em que havia a inicial do nome do ex-"namorido", mas o que eu não sabia é que na pele a gente consegue apagar o nome, sim, mas do coração, não, essa marca fica, não se apaga mais.

Segui sozinha com minha filhota, que ia para a terapia comigo. Eu não tinha só de cuidar de mim, eu precisava cuidar da cabecinha dela também. Imagino que não tenha sido nada fácil para ela ver a mãe nesse estado totalmente abalável e vulnerável, e ela sendo mãe, protetora, cuidadora, quando na verdade eu é que deveria cumprir esse papel e falhei.

Em um determinado momento, o pânico me paralisou de verdade: parei de trabalhar, só saía de casa para fazer mercado de madrugada — aqui havia um que funcionava vinte e quatro horas —, ia à igreja, levava e buscava a filhota na escola. Eram raros afazeres a mais.

Uma amiga um dia me perguntou:

— Mas como assim, sem ninguém? Você não sente falta?

— Por incrível que pareça, não me sinto sozinha, amo minha própria companhia.

— Tá, mas e o sexo, você não sente falta, vontade?

— Nem penso nisso. Acredito que, se há vontade quando se está com alguém, aí sim, dá para pensar nisso e ter desejos. Sozinha não tenho em quem pensar, não fico fantasiando nada. Ao menos eu sou assim.

— Virou assexuada, então?

— Nope! E, se por um acaso me der vontade, eu me masturbo, pode ser? Ainda não tive essa necessidade, mas não passarei vontade, fica tranquila.

A conversa terminou em risos.

E outra: com tanto pânico, tanta droga, eu nem me lembrava mais do que era libido, tesão, sexo, mesmo porque não acredito ser possível apagar um amor com outro. Não era porque eu estava sozinha que não existia um sentimento. O ex-"namorido" ainda estava presente em meus sentimentos, mesmo sem ver, sem falar. As lembranças eram muito fortes, mas reatar jamais foi uma opção, isso nem me passava pela cabeça. Para ter uma nova pessoa, no entanto, era preciso não ter mais a antiga. Enfim, segui.

Quase três anos sozinha, a idade avançando, passou pela minha cabeça fazer uma produção independente numa clínica de fertilização. Fui para os Estados Unidos e lá fiz todo enxoval, completo mesmo, com direito a pagar excesso de bagagem para voltar ao Brasil. Trouxe tudo azul, já imaginando poder escolher o sexo do Gael — sim, esse era o nome —, tinha até lembrancinha de maternidade pronta, que depois acabou sendo entregue no nascimento de dois sobrinhos, o filho do meu irmão e o filho da minha prima. Enfim, um acesso de loucura, que desisti de seguir adiante, porque me faltou coragem para colocar mais um filho no mundo que não teria a assistência de um pai, nem financeiramente muito menos emocionalmente. Já bastava minha filha ter de passar por isso conhecendo a procedência do pai, imagina, então, ele, desconhecendo a procedência do doador, que não seria nunca um pai. Não seria justo, talvez. Repensei e abortei a missão de dar um irmão sem pai para minha filha — por um acaso, também sem pai presente. A família deveria ser completa: um marido primeiro e depois mais um filho. Dessa vez optei por seguir a tradição e a ordem natural das coisas.

Houve um remédio chamado Anafranil, que foi terrível, como disse o neurologista: ele me dava sonhos vividos. Minha filha dormia comigo; numa noite eu sonhei que estava batendo numa pessoa, acordei com a Pihpizinha chorando — é assim que eu chamo a filhota. No sonho era uma tia minha, mas na vida real era minha filha. Tem noção do perigo e do quanto meu pânico se intensificou ainda mais ali naquele momento? Depois disso ela passou a dormir no quarto dela, eu não podia permitir que ela corresse algum risco de algo de que eu não tinha controle algum. O Anafranil foi trocado pelo Frontal, que também tinha lá seus efeitos, os quais descrevo mais adiante.

Já com o Rivotril, eu falava mole, enrolada, como se estivesse bêbada mesmo. Essa medicação é usada para tratar alcoólatras justamente por causar no cérebro o mesmo efeito do álcool — vicia igualmente. Foi ela quem acabou com parte da minha memória durante o tempo em que eu estava sob o seu efeito. Por exemplo, algumas pessoas que conheci esporadicamente em um salão de beleza, era como se eu nunca as tivesse visto. Ou ter recebido alguém em casa logo depois de tomar o Rivotril. Eu dizia com toda a verdade: "Imagina! Não lembro mesmo de ter-te conhecido. Desculpa". Ou: "É sério que você esteve em minha casa? Juro que não me recordo disso". Era como ficar extremamente bêbada e não se lembrar de nada do que fez no dia seguinte. Nunca bebi a esse extremo, mas imagino que seja algo semelhante.

No começo do tratamento eu tomava altas doses — em torno de trinta gotas —, então eu sofria apagões nas primeiras horas de uso, momentos que me fizeram entender exatamente o que sente alguém que passa por uma amnésia. Eu perdia também a noção de tempo e de espaço, com relação a algumas datas, anos, idade, etc. Mas graças aos diários, documentos, exames, registros arquivados, fotos registradas, hábito herdado de família — guardar tudo como prova de vida e vivência, de passagem —, eu não perdi o fio histórico. O que por ventura fica esquecido em algum lugar na memória se encontra nos arquivos, absolutamente nada se perde.

Houve outros medicamentos com efeitos colaterais terríveis também, como o Depakote. Por exemplo, deixou meu cabelo bem ralo, parecia paciente com câncer fazendo quimioterapia, mas foi me receitado por conta do TOC — pois é, não sei bem quando desenvolvi isso na minha vida, mas quando comecei a tratar a síndrome do pânico, o TOC gritou e o neurologista explicou que quando você ameniza os sintomas de um, você evidencia os sintomas de outro. Mas eu ainda preferia a neura do TOC do que a queda do cabelo, e então parei.

Então me deram o Frontal. Imagina uma pessoa mareada que acabou de sair de uma viagem de navio ou uma com labirintite das mais severas, ou ainda uma bebedeira daquelas em que tudo gira na velocidade da luz ao fechar os olhos... Era assim o tempo todo, não sei como suportei, até ficar sabendo que um famoso lutador de jiu-jitsu que fazia uso dessa medicação morreu. Aí, pronto, aluguei o neurologista pelo telefone por horas, achando que não passaria daquela noite. Meu pai teve que vir dormir em casa comigo. Foi outro momento de puro terror de que me lembro claramente.

Depois veio o Efexor XR; esse tinha até um cartão que o laboratório fornecia mediante cadastramento, que me concedia desconto pelo uso contínuo, ou seja, pela fidelidade de se drogar com eles. Mais a Sibutramina, o Topiramato, entre outros. Eu entrei no círculo vicioso da indústria farmacêutica, com drogas que viciam de verdade, tratam um sintoma aqui, causam outro problema ali, e assim vai, mas não tratam o problema em si mesmo, porque remédio remedia, não cura, e eu demorei para entender isso. Então, comecei na droga do hormônio sintético para endometriose cheguei à depressão, passei pela bola para emagrecer que virou pânico e desencadeou o TOC, caí na depressão novamente, que me engordou de novo e por aí foi. Era uma droga atrás da outra, troca daqui e dali, porque os efeitos colaterais de alguns são literalmente cruéis, e nisso fui tentando me adaptar, mudando de laboratório, passando para o genérico, saindo do genérico, mudando o princípio ativo, mas foi difícil, praticamente impossível eu diria, porque realmente um problema acaba puxando outro e está tudo ali, descrito na bula, o que pode vir a acontecer e acontece. Mas a essas alturas, quando eu lia, fechava os olhos e tampava os ouvidos para não sentir fisicamente nem psicologicamente todos os efeitos colaterais, porque os médicos e meus pais diziam ser coisa da minha cabeça, e na minha ignorância a única droga que eu não queria largar naquele momento era o cigarro. Uma vez outro neurologista me prescreveu a Bupropiona, e me disse:

— Ele foi testado para uma coisa, porém observaram nesse teste que os fumantes largaram o vício.

— Mas eu não quero parar de fumar.

— Toma, não vai parar, mas vai diminuir pelo menos, vai ser bom para você.

Saí de lá, comprei o remédio, li a bula como de costume — eu conhecia todas, de cabo a rabo de todos os remédios que me deram desde o diagnóstico da síndrome — e joguei o Bup numa gaveta, que foi para o lixo depois de vencido, porque eu, repito, na minha ignorância momentânea não o tomei por medo de parar de fumar, e não pelos efeitos colaterais. Enfim, naquele momento eu não estava preparada psicologicamente nem emocionalmente para largar o vício. Eu tinha medo de morrer, mas estava me matando aos poucos — uma vez mais, ignorância de achar que nunca vai acontecer com a gente. É o que explica esse suicídio inconsciente.

Quando eu era mais nova, fiz com minha mãe uma espécie de acupuntura a laser para parar de fumar. A médica que fazia essa terapia disse uma coisa que até faz sentido: "Parar de fumar é como um divórcio: você vai se afastar de um companheiro". Passei uns três dias sem fumar e chorando. Bastou-me o primeiro trago para enxugar-me as lágrimas. Já minha mãe, que chegou a fumar uns três maços por dia, admiravelmente nunca mais fumou.

A endometriose continuava lá na dela, sem grandes alterações, e eu, dentro desse buraco negro que não conseguia enxergar uma luz, para sair de dentro dele e sem trabalhar a mente, ia de mal a pior, porque minha cabeça tinha tempo de sobra para criar monstros absurdos, fantasmas inexistentes. Todo problema tem a dimensão que nós lhe damos, e esse estava me sufocando de uma tal maneira que era preciso tomar uma atitude antes que ele me dominasse de uma vez por todas.

Em 2010, decidi da noite para o dia vender um apartamento que eu tinha alugado e fui com minha filha para Israel. Foi uma viagem incrível, que tenho como um marco na minha vida, pois lá me despertei a uma nova Ariane, que estava adormecida talvez e entendi que Deus é muito maior que qualquer cartilha pregada nas igrejas — escutei isso de um grande amigo uma vez e pude constatar a veracidade dessas palavras em sua mais profunda realidade. Independentemente de religião, todos estão em busca da mesma coisa, que apenas nomeiam de modo diferente, de acordo com a cultura e crenças de cada região. O mesmo olhar com lentes divergentes, cada um na sua fé, dentro de suas dimensões, interpretações e algumas com limitações apenas.

O Pai é um só, e eu, a filha de verdade. Compreender isso era uma coisa que até então eu entendia apenas verbalmente, mas aceitar o seu real significado, permitir-se ser, sentir de fato e receber o poder de filha dentro do mais puro amor incondicional que um Pai lhe oferece é outra coisa totalmente diferente, o maior privilégio e uma grande benção.

Nunca irei me esquecer dos momentos vividos ali, a energia daquele lugar é indescritível, faz parte das experiências da vida que não há dinheiro que pague, mas tem o maior valor do mundo. Sempre digo que o dinheiro mais bem gasto é aquele que você investe em conhecimento, evolução pessoal, que te acrescenta alguma coisa, a qual ninguém poderá nunca te tirar. Alimentar nosso espírito engrandece nossa alma e beneficia outras pessoas à nossa volta, porque passar adiante todo aprendizado é nosso dever. Pergunto sempre ainda: "De que vale todo conhecimento, se não for passado adiante?"

Na volta, eu estava disposta a entrar para o mercado de trabalho, mas queria mudar. Então, montei uma perfumaria com massoterapia, e passei no vestibular sem estudar, ingressando na faculdade de Direito. Depois de alguns cursos técnicos e de ter exercido várias profissões, como gerente administrativa, *designer* de interiores, *designer* gráfico e paisagismo, além de *Personal trainer*, eu ainda tinha fome de aprender coisas novas, sempre tive sede de informação; eu precisava estudar e mudar de ramo, queria uma vida nova por aqui, como uma cartada final para me manter no Brasil. Amei cada trabalho que fiz e cada profissão que exerci, mas me faltava dentro delas achar um propósito para me manter fiel. Isso eu só encontrei agora, que é ser um canal de transformação para salvar vidas, dando-me o gosto de querer manter o foco sem me desviar do caminho.

Ainda na dependência do Rivotril, mas já não ficando mais dopada, nem com lapsos de memória, e fazendo uso do Efexor, no começo de 2011 coloquei o último implante de Elcometrina e Gestrinona, porque era muito caro e a situação financeira começou a apertar. Era preciso fazer certos cortes no orçamento. Só o que não cortei foi a gordura corporal — engordei muito e cheguei próximo dos noventa quilos.

Decidi não renovar o contrato de locação da loja. Liquidei tudo, incluí nessas vendas todo o enxoval feito da missão "produção independente" abortada, e a fechei. Comprei uma máquina fotográfica profissional e fui fazer um curso de fotografia. Decidi encerrar a faculdade também, com planos de ir embora do país com minha filha, porque ter de recomeçar a vida do zero aqui ou lá, a meu ver, lá seria bem melhor, e um bico como fotógrafa eu poderia fazer em qualquer lugar do mundo, tendo um bom curso feito e equipamento apropriado. Então, como estudar nunca é demais, lá fui eu.

Coloquei o apartamento que morava para alugar ou vender. O que me viesse primeiro teria o meu *ok*, pois eu me manteria fora do país da mesma forma. Segui fazendo um bico com uma amiga que tem um *studio* na própria casa.

Parei de pagar o plano de saúde e me cadastrei no SUS (Sistema Único de Saúde) aqui da minha cidade, caso precisasse de alguma emergência nesse meio tempo.

No final desse mesmo ano ainda conheci meu atual "maridones" numa rede social, por meio de uma tia. Conversamos por um mês e alguns dias até nos conhecermos pessoalmente no Natal, quando fui para o interior, à casa dessa tia. Mas até então, nos meus planos não cabia ninguém, e nas conversas que tínhamos por mensagens ele conhecia os planos com destino a Denver.

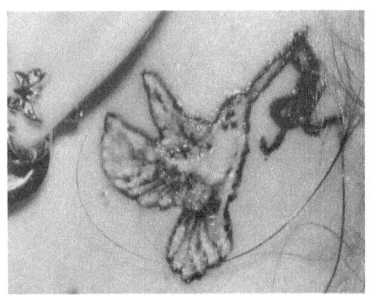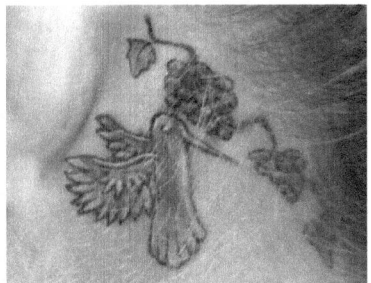

Tatuagem antes, com a inicial do ex "namorido",
e depois com os cachos de uva

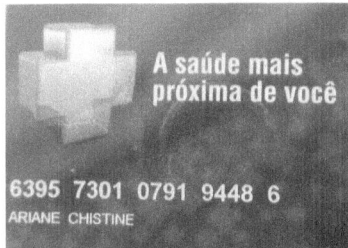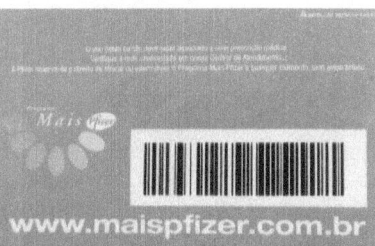

Cartão de cliente para desconto na medicação de uso contínuo

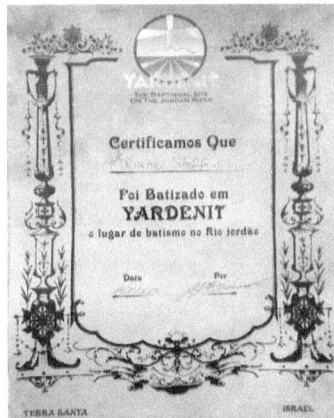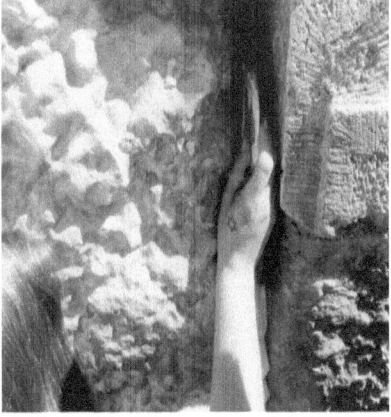

Certificado de batismo no Rio Jordão; de joelho no muro das
lamentações deixando meus agradecimentos e pedidos de amigos

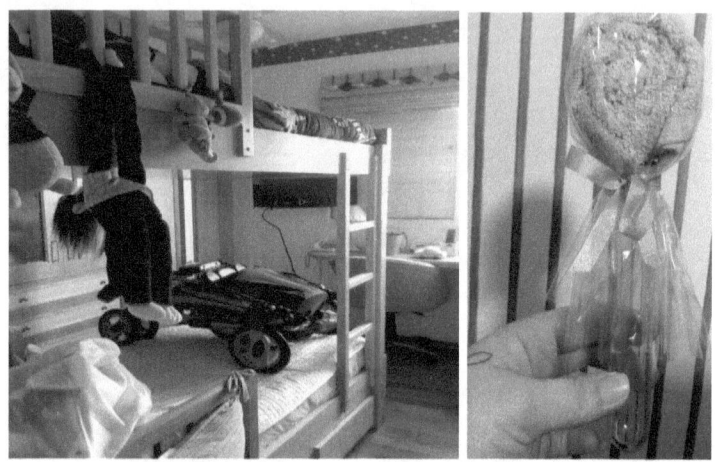

Quarto montado e decorado para o Gael antes de abortar a missão da produção independente por fertilização, e lembrancinha da maternidade, onde iria um charuto de chocolate no tubo, fazendo a haste de um pirulito com uma toalha de mão na ponta

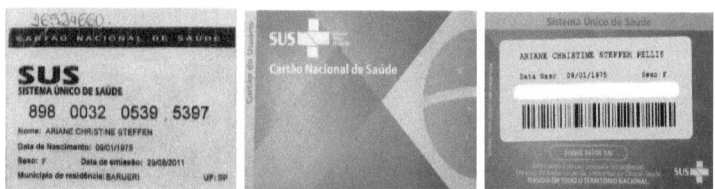

Primeiro comprovante de inscrição no SUS em papel plastificado e o cartão atual, frente e verso

Capítulo 9

Na virada do ano fogos de artifício estalaram em nossos lábios. Foi tudo muito intenso e muito rápido também. Depois de três anos sozinha, eu estava pegando na mão de um homem, abraçando-o e beijando-o — no caso, o atual "maridones".

Lembro que numa de nossas primeiras conversas perguntei o que ele pensava a respeito de filhos. Ele me disse que não pensava em tê-los. Então expus minha vontade de ter mais. Ele justificou que como a sua ex-mulher não queria filhos, ele acabou por deixar de lado e nunca mais pensar nessa possibilidade, porém que, se eu quisesse, tudo bem. Foi então que decidimos nos juntar. Passamos o carnaval em uma pré-lua-de-mel em Campos do Jordão, e na volta já fomos morar juntos. Iniciei um novo ciclo da vida com o atual "maridones" ao lado, e, para marcar esse momento, tatuei um laço com o seu nome dentro. Ele não teve reação alguma, mas como fiz para mim, e não para ele, estranhei, mas nem liguei. Qualquer coisa, era só pintar o laço. Não seria a primeira tatuagem coberta ou refeita.

Antes de fazermos amor pela primeira vez, num momento um pouco mais *caliente* observei uma saliência em seu pênis que não consegui identificar. Perguntei-lhe o que era. Ele me disse que tinha isso há muitos anos, que não sabia se era pinta ou verruga. Apesar de eu ficar encanada com aquilo, deixei para lá, afinal era coisa antiga, desde a época em que era casado.

Nesse mesmo começo de ano, após quase um ano do vencimento do implante que ainda estava dentro de mim — porque não pude pagar uma consulta para retirada deles —, a menstruação deu as caras e me desesperei — é, eu ainda achava que não podia menstruar. Liguei em pânico para uma amiga, que ligou para outra que era amiga do Dr. Galã, para ver se ela conseguia uma consulta para mim, mas essa outra amiga me sugeriu, em vez de trocar o implante com o Dr. Galã, colocar o DIU Mirena. Então agendou uma consulta com o Dr. Garotão, que eu nem sabia que ela conhecia, e me deu de presente, o tipo de benção que cai do céu inesperadamente e me faz ter imensa gratidão por anjo que aparece no meu caminho. Foi aí que contei para o atual "maridones" sobre a endometriose, que até então ele também desconhecia, mas não entrei em detalhes, foi algo do tipo: "Tenho, não posso menstruar, só quando for engravidar", e ponto final.

Oito anos depois desse dia o implante começou a me incomodar bastante. Eu sentia uma dor no local como a de uma batida na canela que fica roxa, sabe? Além de sentir constantemente calafrios na perna direita inteira, que é o lado em que ele estava localizado. Então liguei para a secretária do Dr. Galã e expliquei a situação. Poucos dias depois ela me retornou dizendo que ele iria retirá-lo sem custo algum. Marcou a consulta. E com todo medo e coragem, lá fui eu tomar anestesia local, cortar e tirar os dois caninhos que restavam em mim. O Dr. Galã continuava um *gentleman*, extremamente atencioso, compreensivo, paciente e querido, mesmo com todo escândalo que eu fiz — não me conformo comigo mesma, é sério —, mas ainda não achei meios de trabalhar esse medo em mim que me domina nessas horas. Dr. Galã ainda me disse que havia uma fibrose no local, e que, se eu lhe permitisse, ele a tirava também. Apenas perguntei se isso me daria algum problema; ele me respondeu que não. "Então deixa essa fibrose aí". E assim foi feito. Os calafrios acabaram e a dor mais intensa também. A fibrose é palpável e perceptível quando passo a mão, não sei se é por ser recente ainda, sinto uma leve dorzinha quando aperto o local, mas nada comparado ao que me incomodava antes.

Como eu já havia usado o DIU de cobre, achei que seria tranquilo, mas não foi. Não consigo mensurar a dor que senti ao colocá-lo, foi algo surreal. A menstruação cessou logo, mas a dor persistiu por quase uma semana ainda. Feito ultrassom para verificar se estava tudo no lugar, fomos liberados para ter relações, e aí mais uma série de torturas começaram.

Não só após a relação — apesar do atual "maridones" dizer que sentia o DIU, e eu também sentia quando batia, não importava a posição, era perfeitamente perceptível —, as dores ocorriam a qualquer hora do dia, com a mesma intensidade sempre. Nunca tomei uma facada, mas imagino que, se não for dessa forma, a dor que eu sentia era ainda pior, pois quando ela vinha, imediatamente eu colocava a mão no chão e caía agachando-me de cócoras. Mas segui firme, afinal eu realmente achava que não podia menstruar, e colocar um novo implante não havia possibilidade pelo alto custo. Mas sinceramente eu preferia o implante ao DIU.

Num determinado dia, sonhei que estava com HPV. Acordei desesperada e ao ir ao banheiro me lavar senti a pele áspera. Peguei um espelho para olhar: lá estavam vários micropontinhos meio esbranquiçados — é, eu tenho dessas coisas de sentir, sonhar, ver, ouvir, saber, etc. A primeira reação foi brigar com o atual "maridones". "Como assim, pinta, verruga? Como assim nunca foi ver? Como assim fazia anos?". Segundo ele, a ex-esposa nunca teve nada, que ele saiba. Nem ele sabia de onde aquilo havia surgido. Enfim, já estava ali, não havia como voltar atrás, tínhamos que resolver. Urologista marcado, ginecologista também. Veio o diagnóstico: estávamos com HPV.

O plano de saúde que na época ele tinha marcou uma biópsia para quase seis meses para frente, e eu, pelo SUS, fui imediatamente encaminhada para um centro de especialidades, onde me passaram por uma psicóloga, em seguida para a consulta com um especialista, japonês, tudo no mesmo dia. Fiquei admirada com a rapidez e eficiência. Atual "maridones" estando em minha companhia, o Dr. Japa já pediu para ver a sua verruga também, e nos disse: "Vamos tratar os dois juntos". Fomos surpreendidos pelo padrão de atendimento desse centro mantido pelo Estado, e não pelo Município, mas situado na minha cidade, onde o SUS funcionava melhor que plano de saúde. A princípio, não tive do que reclamar enquanto precisei usá-lo, antes de me mudar para o interior. O tratamento foi tranquilo, porque era tudo superficial, na parte externa somente. Então, alguns retornos para queimar a verruga com um tipo de ácido, dois anos de acompanhamento para verificar o fim do vírus por completo até ter alta e pronto.

No dia dos namorados desse ano de 2012 fui pedida em casamento. É claro que aceitei. Como recusar o primeiro pedido de casamento da vida, né? Meu apartamento foi alugado e nos mudamos para o interior de São Paulo. Nós nos casamos lá no dia primeiro de novembro.

O sonho dele era conhecer Machu Picchu. De surpresa, fiz do Peru o nosso destino para a lua de mel. Mas antes mesmo de ela começar, a imaginação já rolava solta: altitude, ar rarefeito, falta de ar para uma fumante em pânico, nada disso combinava. Onde eu estava com a cabeça quando resolvi fazer essa surpresa para ele? Nem eu sei, ou melhor, o amor sabia, e o coração agia, mas a cabeça não, esta estava aterrorizada.

Para andar de avião, dez gotinhas básicas de Rivotril — sim, amo viajar, mas sempre tive medo de voar; em uma ocasião, esqueci o Rivotril em casa antes de uma viagem; fiz o voo inteiro chorando de São Paulo a Rio Grande do Norte; chegando ao hotel, paguei uma fortuna por um atendimento médico especializado, que me veio até o quarto do hotel prescrever-me essa droga, que só é vendida mediante entrega de uma receita azul que fica retida na farmácia; sim, eu era e tinha atitudes de uma viciada; enfim, eu só voava dopada, depois da síndrome do pânico.

Preciso confessar que não fizemos amor na primeira noite em viagem de lua de mel, só na última — é sério —, com muito custo ainda, não porque sentia falta de ar, mas pelo fato de que eu me cansava mais rápido que o normal, eu tinha uma dorzinha de cabeça incômoda e constante também, e tive muito medo de passar mal, intensificando esses efeitos colaterais já sentidos. Tudo bem que havia oxigênio na recepção do hotel, havia até umas bombinhas individuais para comprar, caso precisasse, mas esse fato me apavorou mais ainda, porque, se havia isso como opção disponível, era sinal de que algo mais grave poderia acontecer sim, e não era eu que iria me arriscar. Havia também a famosa folha de coca em várias opções, para mastigar, fazer chá, bala para chupar, enfim, eu não tive coragem de experimentar. Atual "maridones" tomava um chazinho toda manhã no café, para aguentar me puxando ou me empurrando em tantas caminhadas, tudo para eu não entrar em pânico. No final, vi que não precisava de todo aquele drama, foi tranquilo, mas a minha mente havia criado um filme de terror o qual não tive coragem de enfrentar antes. Enfim, mais uma barreira vencida, mesmo que nos quarenta e cinco do segundo tempo. Esse pânico precisava ter um fim, eu não suportava mais isso.

De volta à cidade, atual "maridones" me convidou para ir a um centro espírita. Cheguei a frequentar centros espíritas com meus pais quando pequena, mas fui batizada e crismada na Igreja Católica. Na adolescência eu me converti à igreja evangélica e fui batizada nas águas. Voltei de Israel com a certeza de que não importa onde eu vá, Deus está presente porque Ele habita dentro de mim. Então passei a ir onde eu me sentisse bem, independentemente de religião, sempre pedindo sabedoria e discernimento para absorver a palavra que realmente nutriria a minha alma, edificando o meu espírito para sair desse mundo que por alguma razão eu tinha criado para mim e estava aprisionada nele.

Acabei indo com o atual "maridones" ao centro espírita buscar atendimento. Foram oito semanas com muita força de vontade de querer me libertar; assimilei cada palestra dada — sim, não era missa ou pregação, eram palestras bíblicas, direcionadas ao entendimento para o crescimento espiritual mesmo. Para mim, era pura evolução pessoal, e depois da palestra havia o atendimento, no qual em uma das sessões pude ver e perceber o desprendimento de um espírito que, enfim, me libertou. Nem todo pânico sentido por tantos anos eram sentimentos únicos e exclusivos meus. Naquele instante tudo ficou muito claro, passar por tudo isso me transformou e me capacitou para essa nova vida, por isso agradeço todas dificuldades que me trouxeram até aqui. Esse é o segundo marco na minha vida, e eu, que dizia que "ri" melhor quem "Ri"votril, passei a rir muito melhor sem essa droga, fiquei mais leve, esse peso já não me pertencia mais, nascia a Ariane pós-pânico. Mas eu ainda tinha que lidar com o TOC e a endometriose.

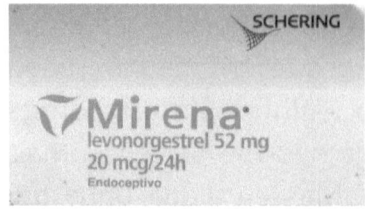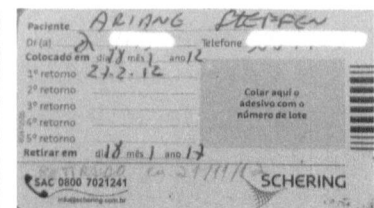

Cartão do DIU Mirena colocado em janeiro de 2012

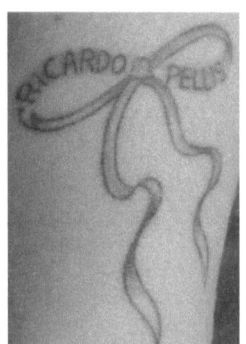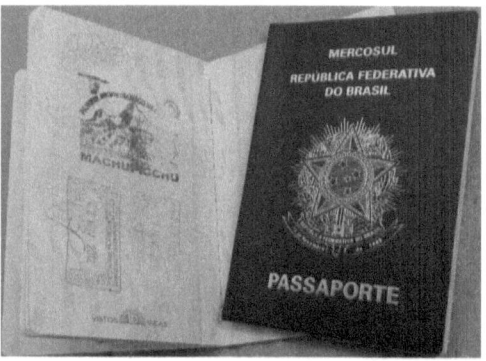

Tatuagem com o nome do "maridones" e passaporte para a lua-de-mel

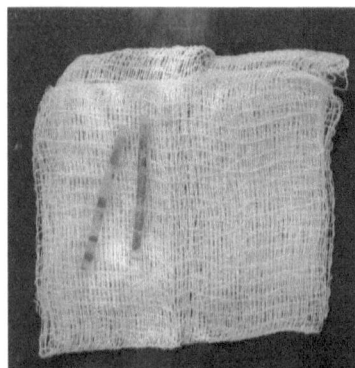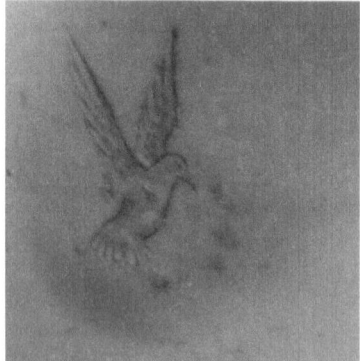

Implante retirado intacto

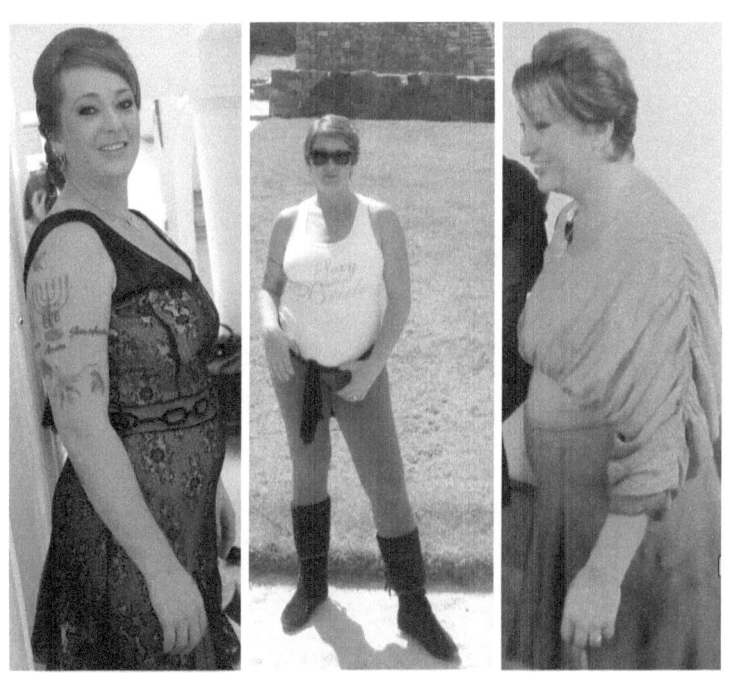

Casamento no civil, viagem e recepção do casório

Capítulo 10

Da endometriose eu ainda não sabia o que fazer para me livrar, mas com o DIU não dava mais para ficar: as dores estavam cada vez piores e havia dias em que eu não conseguia pisar no chão — só de encostar doía, apoiar e caminhar era um sacrifício. Então, em novembro de 2012, logo depois da lua de mel, em um dos retornos com o Dr. Japa, eu lhe disse que queria engravidar. Ele retirou finalmente esse objeto de tortura de dentro de mim depois de dez meses. Detalhe: com o uso do DIU engordei oito quilos, além dos quilos extras que eu já havia ganhado anteriormente, chegando a quase cem.

Eu tinha acabado de completar trinta e sete anos, na minha cabeça eu precisava correr contra o tempo para tentar engravidar. Procurei o SUS da cidade em que eu estava morando, mas era um lixo — é sério —, descaso total, absurdo de desumano. Não consegui passar em nenhum ginecologista lá, e o Dr. Japa me disse que não seria possível engravidar sem fertilização. Acabei conseguindo atendimento na cidade vizinha onde os meus pais moram — pois é, temos que burlar o sistema para conseguir atendimento quando você depara com a precariedade.

Dra. Novinha, bacana e atenciosa, logo de cara me disse a realidade: "Passou dos trinta e cinco anos, esquece, o SUS não te aceita nem para entrar na fila e ver se você está apta a participar do programa de seleção para uma FIV, e no seu caso, que já tem uma filha, nem que tivesse menos de trinta e cinco anos, você não seria aprovada". Quando eu era nova, os médicos me chamavam de louca por querer engravidar, agora aos trinta e sete, eu estava sendo discriminada por ser velha para engravidar? Que mundo é esse que te rotula, te julga e não te escuta? O mundo te impõe regras, ante as quais, suas vontades próprias têm que ser reprimidas. Como assim te exclui em vez de te acolher? Não pude me conformar com isso nem aceitar essa sentença.

Ao menos fui atendida, e saí de lá com algumas guias para fazer exames básicos de ultrassom e sangue, para ver como andava a endometriose, dadas as dores causadas pelo DIU, amenizadas após sua retirada, mas que ainda estavam presentes. Ao menos o peso tinha voltado ao normal, e com dieta e muita malhação fiquei magra novamente, porém com sequelas.

O resultado foi adenomiose. Mas te confesso que não liguei para isso, eu sabia que era tudo da endometriose, e, se há uma coisa de que nunca me preocupei, foi o grau da doença ou a profundidade dela; saber que eu tinha uma doença que não tem cura já era pesado demais para que eu viesse a dar a ela uma dimensão maior do que ela merecia; o foco era engravidar, viver, gerar uma vida, e não cultivar a doença; eu tinha que ter um jeito de conseguir, era com isso que eu me preocupava e me ocupava.

Segui tentando engravidar naturalmente. Dois anos se passaram e nada. Então juntei todos os meus exames e marquei uma consulta particular numa clínica de fertilização em outra cidade vizinha, indicado por um primo meu cuja esposa havia feito FIV. O médico da clínica era conhecido por atender celebridades inclusive.

Pelos meus exames apresentados, o Dr. Celebridade foi bem realista: passou outros exames para avaliar trompas e verificar a possibilidade de fazer a indução, falou valores — totalmente fora da realidade do momento — e não garantiu o positivo na primeira tentativa. Saí de lá sem esperança alguma; mais uma vez chorei, eu não tinha condições financeiras, muito menos psicológicas de passar por todo esse processo e receber um negativo, eu não tinha estrutura para isso, juro. Acabei nem fazendo a histerossalpingografia, por medo da dor, pois dizem ser terrível esse exame, mas o SUS da cidade não fazia, teria que ser particular. Eu, desiludida, deixei quieto.

Eu não tinha outra opção até então, a não ser seguir tentando. E lá fui eu para as recomendações caseiras, como fazer ducha íntima com bicarbonato de sódio — que diminui a acidez da vagina e facilita a sobrevivência dos espermatozoides, tornando o ambiente mais alcalino —, ficar de ponta cabeça para não deixar escapar nenhum "girininho", mudar algumas coisas na alimentação, tentando até mesmo ser vegetariana, achando que fosse mais saudável. Mas dessa vez não teve jeito, todo mês a expectativa criada era seguida da decepção da não concepção. Realmente eu precisava de ajuda. Fui procurar mais uma referência em ginecologia na cidade em que eu morava.

Em agosto de 2014, o Dr. Bam Bam Bam foi curto e grosso em todos os sentidos e aspectos. Primeiro, disse-me: "Caso você venha a engravidar, as chances de você sair da mesa com vida são mínimas, dado o seu histórico de eclâmpsia. Eu não arriscaria nem a fazer seu parto, porque você pode morrer na mesa". E em seguida, olhando meus exames, emendou: "E olha isso aqui, você é uma bomba relógio". Circulando com a caneta um resultado em meus exames, completou: "Seu sangue é mais grosso que o sangue de homem. Ou você pára de fumar, ou você morre, porque isso pode entupir a qualquer momento". Desesperada mais uma vez, saí da consulta chorando e com uma guia para solicitar a farmácia de alto custo do SUS: a Gosserrelina para induzir a menopausa por um ano.

Foi então que minha mãe me alertou, que por um erro médico ela havia entrado na menopausa precoce aos quarenta e três anos de idade; por isso, não dei continuidade na papelada dessa medicação, mas fiz o ultrassom transvaginal que ele pediu em um laboratório particular. O médico que realizou o exame me perguntou:

— Você sabe que a sua endometriose é na linha da cicatriz da cesariana?

— Já imaginava, mas não tinha certeza porque ninguém nunca confirmou.

— Está confirmado então.

Preciso dizer que chorei, mas dessa vez de alívio? Eu não estava louca, não, a dor não reflete, ela é real e eu a estava sentindo do lado certo. Foi aí que fiquei sabendo que a incidência de endometriose de parede acometida pós-cesariana é enorme. Eu estava nessa estatística até então ignorada por todos os médicos pelos quais eu havia passado. Num desabafo em nosso grupo online, "Endometriose Sem Censura", resumi parte da história em um texto intitulado *"NÃO SOMOS LOUCAS"*, porque a dor existia sim, e exatamente onde eu sentia; ali tive a confirmação da endometriose de parede na linha da cicatriz da cesariana, nódulo decorrente provavelmente do puxão dos pontos da cesárea. Não era um nódulo normal, como há anos quiseram que eu acreditasse que fosse.

Mais um ano de tentativas sem sucesso, e as dores não eram mais suportáveis, era impossível manter relação para tentar engravidar nesse estado. Então voltei a marcar com a Dra. Novinha, que me acalmou, sugerindo um breve tratamento e depois tentar novamente, que a idade era indiferente quando nos cuidamos, e contou também que acabara de fazer o parto de uma pessoa que tivera duas pré-eclâmpsias, e havia sido ótimo, sem problema algum; ainda afirmou que poderia ser parto normal, outra coisa que eu não tinha ideia de que seria possível fazer, depois de já ter feito uma cesariana. Um sonho que também tenho comigo é a realização de um parto normal humanizado em casa, mas em sua grande maioria os obstetras afirmam que depois de fazer uma cesariana todos os partos seguintes têm que ser da mesma forma, e não seria por parto normal, e me listavam inúmeros falsos motivos os quais a Dra. Novinha desmentiu. Depois de assistir à série de documentários chamada "O Renascimento do Parto", cujo primeiro episódio me fez chorar do começo ao fim, pude entender tudo o que se passa de verdade a respeito da triste realidade que nos apresentam; pude ver nos episódios que até o parto da Pihpizinha poderia ter sido normal, sim. Enfim...

Como as dores estavam insuportáveis, a Dra. Novinha me prescreveu o Allurene (Dienogeste), para eu usar por três meses; essa medicação também dá desconto progressivo: quanto mais tempo eu a usasse, mais desconto me era concedido; e como as dores não passaram tão rápido, acabei usando-a por muito mais tempo, antes de voltar a tentar engravidar de forma natural. Porém, vale ressaltar que essa medicação apenas trata as dores, os sintomas da doença, e não a doença em si, podendo inclusive mascarar a sua evolução, uma vez que sem sentir dor ficamos assintomáticas, e sem saber se a endometriose está dormindo ou evoluindo, corre-se um grande risco fazendo uso dessa droga. Portanto, sigo na campanha "LEIA A BULA"; somos as maiores interessadas em nós mesmos, então precisamos saber além do nome de tudo o que nos é prescrito. A Dra. Novinha acabou me encaminhando para um Dr. Especialista em endometriose, que, segundo ela, poderia me ajudar.

Um dos exames que sugeriram a adenomiose,
comprovada anteriormente em ressonância magnética

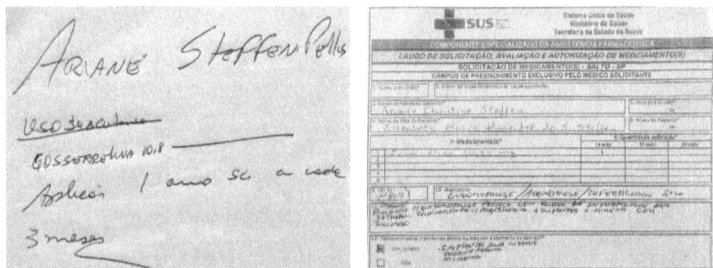

Pedido da tal gosserrelina e formulário para solicitar ao SUS,
onde consta o diagnóstico de endometriose, adenomiose e infertilidade

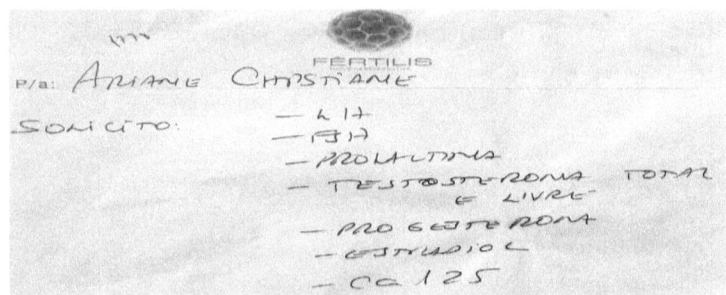

Alguns pedidos da clínica de fertilização,
que o SUS se recusou a fazer por ser pedido de clínica particular

134

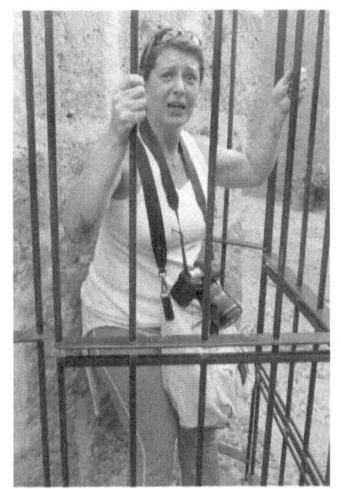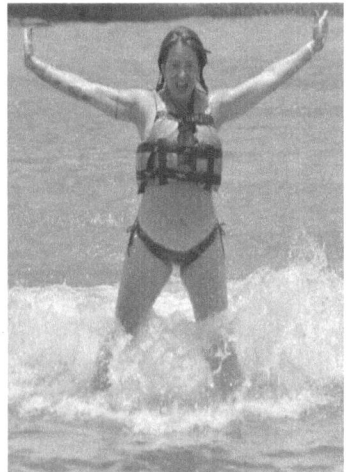

Com DIU. Sem DIU

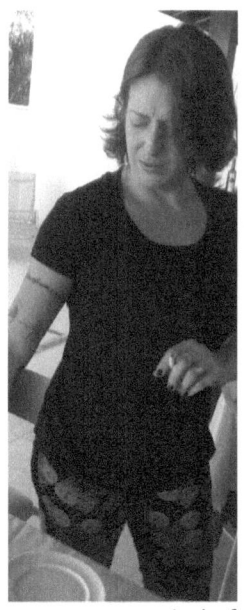

Magra novamente e ainda fumante

Capítulo 11

O cigarro ainda permaneceu comigo por mais cinco meses. Como diz o atual "maridones", fumar é um suicídio inconsciente. Apesar de saber os malefícios causados por esse vício, eu seguia fumando inconscientemente, matando-me, porque eu achava que nunca aconteceria comigo — mas é pesado ouvir isso! À primeira vez que ele me disse, choquei-me, mas continuei fumando até receber a sentença do Dr. Bam Bam Bam. Então, inscrevi-me no programa que o SUS tem para quem deseja largar o vício, no entanto a fila era grande, na minha urgência eu não poderia esperar. Eu precisava de ajuda, sozinha eu realmente sabia que não conseguiria, então apelei para outra droga: lembram do Bup que o neurologista prescreveu e ignorei? Foi ele que usei, depois de falar com um amigo do meu pai que parou de fumar tomando o Ziban, que tem o mesmo princípio ativo, e com uma amiga da minha mãe que usou para emagrecer. Apesar de não ser para esse fim, consultei quem usou; eu precisava me certificar com quem conhecia a droga além da bula, para criar coragem e tomar. Ao completar quarenta anos, em janeiro de 2015, com apenas sessenta comprimidos tomados por trinta e sete dias, sem estresse, sem compulsão alimentar, sem dificuldade alguma, sem engordar nem fazer substituições, tornei-me uma ex-fumante, ex-viciada podemos dizer, porque eram dois maços por dia.

Paguei minha língua dizendo que jamais seria uma ex-fumante chata; eu dizia que seria compreensiva por entender o vício pelo qual eu havia passado, mas fato é que fiquei chata demais. Agora mesmo escrevendo, fechei a porta do terraço do meu quarto, porque algum vizinho de algum andar de baixo fuma e o cheiro, que eu não suporto mais, entra aqui pela janela. Uma coisa que sempre pergunto aos outros, principalmente para minha filha: "Como você me suportava com esse cheiro?". A resposta é sempre a mesma: "Acostuma". Mas eu até agora não me acostumei nem com o cheiro do cigarro no ar, nem com o cheiro de cigarro impregnado nas pessoas que fumam e se aproximam. É muito ruim.

SUS entrou em contato comigo, dizendo ter aberto uma vaga para o programa antitabagismo, exatamente um ano depois.

Por esse fato, entre outros, que vou contar a seguir, o Ariane pós-"enta" é o terceiro marco em minha vida.

Quanto ao Allurene, depois de ler sua bula tive muito medo. Fui pesquisar na internet pessoas que tomavam, porque realmente aquilo era assustador. Horrorizei-me com os relatos que encontrei, não sabia o que fazer, mas não suportava mais tanta dor, a menstruação chegou em março e era hora de começar. Então, respirei fundo, pedi a Deus que permitisse que aquilo me fizesse só o bem e comecei a tomar, no início de 2015. De imediato a menstruação cessou, as dores na metade da primeira cartela começaram a amenizar, mas o mau humor logo começou a reinar — algumas pessoas têm pavio curto, eu não tinha pavio —; também, num piscar de olhos, eu fiquei trinta quilos mais gorda — sim, da noite para o dia, dormi magra e acordei gorda, não me dei conta do processo, foi tipo instantâneo mesmo.

Eu e o atual "maridones" tínhamos uma viagem programada, que foi planejada ao longo de dois anos. Antes de ir passei com o Dr. Especialista que já tinha avisado: "Se quer engravidar, esquece". Cirurgia, pela idade, fazer uma vídeo laparoscopia daria fim à minha reserva ovariana, que eu nem sabia se ainda tinha, porque o SUS não me permite fazer o exame chamado anti-mulleriano para verificar isso. Por fim, ele me aconselhou que já que estaríamos viajando, sem preocupação, que eu então parasse o Allurene e tentasse engravidar lá, pois seria uma boa. Passei também na Dra. Novinha, que me prescreveu progesterona natural para usar via vaginal nas tentativas de gravidez, e também o ácido fólico, sem sequer pedir exame algum. Comprei para levar na bagagem o suficiente para durar o tempo que ficaria fora; segui com o Allurene, pararia quando tivesse lá, e dei início ao ácido fólico, que de imediato me atacou a dor que já havia cessado. Fiz o teste para ter certeza de que era ele a causa. Confirmado: é tomar para sentir uma dor que queima por dentro como fogo.

Para suplementar ácido fólico, primeiro é preciso fazer exame e verificar se há deficiência, mas infelizmente a maioria dos médicos não solicita a dosagem no sangue. Basta dizer que quer engravidar, que eles prescrevem como se fosse água. Então, se esse for o seu caso, exija a guia para realizar o exame e ver se há ou não necessidade da suplementação.

O ácido fólico é importante para o desenvolvimento do sistema nervoso, no entanto estudos comprovam que seu excesso, não convertido em metilfolato (forma ativa dele), pode levar a má formação fetal, abortos de repetição, hiperatividade do feto, além de aumentar o risco de síndromes genéticas como o Down. Dificilmente você saberá se tem uma mutação no gene da enzima MTHFR, responsável por essa conversão, sem fazer um teste genético; então, caso vá suplementar, o ideal é fazer uso do metilfolato, e não do ácido fólico, mas só depois de fazer exame para ver se a dosagem no organismo realmente está baixa. Suplementar sem necessidade pode trazer complicações, e não benefícios. Tem de haver cautela, cuidado. Consulte um médico bem informado e atualizado.

Mala pronta e farmacinha também, com tudo o que tinha direito, incluindo muito sal de frutas, que eu costumava tomar em média uns três envelopes por dia, por conta de tanta azia. Partimos rumo à Itália, para tirar a cidadania do atual "maridones". Fixamos residência em Pavia e saímos de "mochilão" pela Europa. Como passamos um mês viajando, esperei estar na casa de uma amiga na Espanha, que foi o último destino, fora da Itália, para parar de tomar o Allurene, pois quando a menstruação viesse, nós já estaríamos em casa, na Itália. Em menos de três dias sem essa droga a dor veio como nunca eu havia sentido antes. Nessa hora eu desisti, entreguei-me e disse a Deus: "Pode me levar, que eu não suporto mais isso".

Eu não havia levado estoque de Allurene; no Brasil não precisa de receita para comprar o tal do Dienogeste, mas na Itália precisa. Recorri ao seguro viagem, que indicou um médico, o qual por telefone mesmo me consultou e me prescreveu por e-mail o

Visanne (nome do Allurene lá) e a Dipirona, que aqui no Brasil também vende como água, mas lá, sem receita, você não compra, e era a única coisa que passava a dor. Mas dessa vez não estava passando; eu já não suportava mais tanta dor por tantos anos. Num desabafo por todas nós, portadoras de endometriose, escrevi:

Como pode ser benigna uma doença cuja dor te paralisa e nem morfina amortiza? Como pode ser benigna uma doença que não tem cura e se alastra pelo seu corpo comprometendo vários órgãos? Como pode ser benigna uma doença que te leva a inevitáveis e inúmeras cirurgias que te dilaceram por dentro? Como pode ser benigna uma doença que te entope de hormônios te deformando por fora? Como pode ser benigna uma doença que te abala física e emocionalmente, em que horas você tem medo de morrer e em outras a vontade é desistir? Como pode ser benigna uma doença que causa infertilidade, mas te dá uma barriga de grávida? É no mínimo cruel, não acha? O plano de saúde mal te trata e o SUS te maltrata...

É fato que ninguém nunca vai entender o que você passa ou sente, até passar pela mesma situação. E não, não precisa se colocar em nosso lugar, apenas nos respeite e não julgue o que você desconhece. Escutar sem criticar já é um bom começo para você que conhece ou convive com uma portadora de endometriose, porque o que nós menos precisamos é de gente que faz parte da turma do "achismo" dando palpite desnecessário... Porque lidar com tudo isso cansa!

Quando escrevi esse final, foi realmente uma direta para muita gente de convívio diário que acha que sabe mais do que você, do seu próprio problema, e vai palpitando sem conhecimento de causa, porque, como dizem: "Pimenta no cu dos outros é refresco". E a mídia faz tudo parecer ser muito simples e fácil para quem não convive dentro do problema, não tem como saber o que realmente é, enfrentar tudo isso. Minha mãe, por exemplo, vivia dizendo: "Opera logo", "a fulana apareceu na TV e se curou", "a Joana tinha endometriose e engravidou". Uma vez chegou a dizer: "Acho que vocês não estão fazendo direito para não conseguir engravidar, não é possível". E ao me ver andando curvada, sem nem conseguir respirar direito, às vezes dizia: "Vai, que exagero!, anda direito", "seu pai vai falar com um amigo para te operar". Eu achava que ela fazia isso para me atacar, sabendo que eu tinha pavor só de imaginar ter que operar, mas era como eu enxergava, não como ela via. Ela queria me ajudar de verdade, mas na minha cabeça e só na minha eu achava que era para me ferrar, ver-me sofrer, mas não, ela queria era acabar com meu sofrimento, e eu achando que ela queria que eu morresse. Uma vez até respondi para ela: "Eu quase morri no parto com meia anestesia, agora você quer que eu morra com a anestesia geral, é?". Mas até entender que essa loucura só existia no mundo que eu criei dentro da minha cabeça demorou, e a gente perdeu tempo se alfinetando. Eu sofria de um lado, e ela provavelmente do outro, mas ela ainda não entendia que endometriose não se cura com cirurgia, só entendia o que via na televisão; o esclarecimento definitivo só veio quando me curei e passei a ajudar outras mulheres com o mesmo problema e ela tomou conhecimento.

A Dipirona acabou, mas não as dores; sal de frutas também não tinha mais, e o Visanne já não fazia mais o efeito de antes. As dores vinham e ficavam. Não passamos dois anos nos programando para essa viagem para ficarmos dentro de casa. Mesmo que minha vontade fosse essa, se eu abria os olhos todas as manhãs, alguma razão tinha, então, andando curvada, mais lenta que tartaruga, parecendo uma lesma, segurando o abdômen, respiração difícil pela intensidade da dor, eu me obrigava a sair de casa, com paradas para pegar fôlego e respirar no meio do caminho, porque, quando a dor era constante e intensa, eu não conseguia respirar normalmente, a respiração nessas horas era mais curta e tensa — até isso cansa, sentir dor cansa.

Numa dessas caminhadas, paramos em um *pub* e, sem Dipirona mesmo, cansada, pedi uma cerveja. Para minha surpresa, voltei para a casa andando normal, respirando normal, sem segurar nada e nada de sentir dor alguma. Eu não estava bêbada, não enchi a cara, foi uma única cerveja, não era possível ser efeito do álcool apenas, então resolvi testar e me observar por alguns dias, com o vinho: eu apenas respirava melhor, o seu efeito me relaxava, mas a dor continuava; já com a cerveja, tudo passava e eu ficava bem. Fui procurar explicação e achei uma pesquisa que relata que a cerveja é mais eficaz para as dores do que alguns analgésicos; alguns estudos relatam que a elevação do álcool no sangue reduz a intensidade da dor; nesse caso, então, poderia ser qualquer bebida alcoólica, porém não era. Pensei comigo que o segredo poderia estar na cevada/levedura, que tem inúmeros benefícios para a saúde, e o álcool potencializaria o efeito talvez. Viagem da minha cabeça ou não, quem sabe, eu só saberei no dia em que pesquisar melhor a respeito. A princípio, vejo sentido nisso sim, e o glúten de repente poderia não ser tão vilão assim, pois além de a cerveja contê-lo, mesmo que passado pelo processo de fermentação, o que poderia ser um ponto positivo nesse caso, passamos três meses comendo as deliciosas massas, pizzas e pães da Itália sem problema algum, bem diferente da reação física sentida após ingerir os mesmos produtos no Brasil, onde, na minha humilde opinião, o grande problema continua sendo os venenos dos aditivos e as drogas das químicas que a Anvisa permite usar e a gambiarra feita pelos próprios produtores para baratear ainda mais o produto, visando a um lucro maior com misturas baratas.

Troquei a droga da Dipirona, que não era liberada, pela droga da cerveja, que é legalizada. Só não vale sair por aí enchendo a cara, mas uma cervejinha aqui e um vinhosinho ali de vez em quando eu me permito sim, afinal, sou uma alemã tipo puro-sangue casada com um italiano quase nato.

Segui assim até o fim da viagem — nada de voltar a menstruar. Planos de tentar engravidar na viagem não deram certo, foram por água abaixo. Voltamos para o Brasil depois de três meses.

din di hde d Cuuh
M. 06791

P2: ARIAHE CHRISTIHE STEFFEH

- Novalgine 20ml glt
1 rot oh

Ordine die medie d Cento
M-06781
P2: ARIAHE CHRISTIHE STEFFEH

- Visanne 2mg efn
1 rot oh

Receitas enviadas por e-mail, pelo Dr. Italiano,
da Dipirona e do Visanne

Capítulo 12

Cheguei cansada, desanimada e frustrada; três meses e meio depois chamaram-me da fila de espera para fazer a ressonância magnética, tudo estava pior do que antes. Um belo dia, literalmente lavei a privada com sangue — não era menstruação, era sangue anal mesmo. Aí bateu o desespero de verdade. Quando imaginei ter pego o intestino, a casa caiu, a água bateu na bunda, como dizem e nessa hora me vi sozinha tendo que ser forte para me virar, porque o medo agora era morrer. Tive uma amiga de infância que veio a falecer por uma complicação no intestino em decorrência de uma apendicite; ela chegou a vomitar fezes no dia de sua morte; aquilo me impressionou, eu precisava cuidar disso com urgência. O que mais me preocupava era não sentir absolutamente nada de dor com relação a isso, a dor ao menos me dava uma noção da dimensão do estrago, a sua ausência, porém, sempre me preocupou, em qualquer situação, pois num câncer, por exemplo, quando há sinal de dor, é porque a doença já está em estágio normalmente avançado; como ele chega em silêncio, qualquer coisa eu já achava que poderia ser algo do tipo; a possibilidade de ser alguma coisa mais grave no intestino me apavorou, mesmo porque a endometriose também foi assintomática em mim até a cesariana, e eu estava usando uma medicação que me mantinha nesse estado sem sintomas, de modo que eu não tinha ideia de como estava tudo dentro de mim. Entrei em pânico.

Em meados de setembro de 2015, comecei a mudar: cortei o nosso glúten brasileiro da noite para o dia e percebi uma grande melhora, o intestino funcionando melhor; depois de alguns meses fui introduzindo-o novamente; após a nossa viagem à Itália nós já fazíamos nossa própria massa de pão, pizza, macarrão, lasanha e tudo mais; com isso não tive mais problemas, mas precisava dar um jeito de parar com o hormônio do capeta — assim eu me referia ao Dienogeste —; havia dias que nem eu me suportava, não sei como o atual "maridones" me aguentou. Durante esse tempo, uma vez a sua mãe — que até então ainda não me aceitava na família — disse à mesa, depois de eu dar um coice nele: "Não reconheço mais meu filho". Talvez ela nunca tenha visto o seu filho amando, pensei comigo, porque ama muito para me aguentar. Para piorar, às vezes eu ainda achava que nem amava mais o atual "maridones", de tão mal-humorada que eu ficava. Essa droga mexeu com meu físico, minha cabeça, minha alma e meu coração — misericórdia, ninguém merece! Eu só não enxergava um meio de conseguir parar, não conseguia sequer ver uma luz piscar no fim do túnel.

Libido também era outra coisa que já não existia mais; lubrificação, então, nem se fale, era zero. Muitas vezes eu disse para o atual "maridones" arrumar outra pois eu já não era mais a mulher de antes, suficiente para satisfazer a seus desejos e necessidades. Incomodava-me demais também ele me procurar e eu negá-lo, não só pela falta de tesão, de libido, mas por dias de dor, nos quais ele sabia que eu estava sem condições, e, mesmo assim, vinha me procurar; eu brigava com ele, dizendo que ele não me compreendia nem entendia a minha dor. Enfim, foi um tempo bem difícil, e em vários momentos me vi pensando em divórcio.

Com relação às mudanças que eu estava disposta a fazer, segui pesquisando bastante coisa na internet, lendo artigos de sites e blogs, assistindo a vídeos de médicos sobre o mesmo tema e depois indo ler os estudos divulgados. Além de alguns artigos científicos disponíveis, filtrava o que me fazia parecer ter mais sentido, usando muito da minha intuição, e colocava em prática o que me parecia ser sensato. Nessas, introduzi a glutamina ao ler recomendações de quem tinha problemas intestinais, sendo que eu estava com algum problema no intestino, disso eu tinha certeza; poderia nem ser pela endometriose, mas sei que o maltratei o tempo todo; por alguma razão ainda desconhecida, ele pedia socorro.

Glutamina é um aminoácido componente da proteína; a sua falta aumenta a produção de cortisol, auxiliando no desequilíbrio hormonal; a sua suplementação é necessária, principalmente para atletas; como ela é usada como fonte de energia do sistema imunológico, que está em sua maioria concentrado no intestino, é também indicada para portadores de problemas decorrentes do trato intestinal, por contribuir na melhora de seu funcionamento, ajudando na absorção dos nutrientes e protegendo as paredes do intestino, normalizando a sua permeabilidade e integridade.

Eu fazia parte de alguns grupos em redes sociais, entre eles, um que dizia existir tratamentos naturais para a endometriose; contudo, ao fazer perguntas aos membros, querer saber, questionar para tentar entender melhor, fui vendo alguns dos meus comentários serem excluídos pelas administradoras, broncas serem dadas, dúvidas continuarem sem respostas, até que me baniram com direito a bloqueio e tudo; fiquei sem saber a finalidade da existência de um grupo como esse, mas segui em outros observando mais e questionando menos, nos quais o apoio realmente ficava a desejar. Eu ainda sentia um grande vazio.

Fui banida de um outro grupo também, por defender o limão em jejum, que me curou de uma gastrite nervosa, libertando-me do Omeprazol e de todo sal de fruta que eu tomava diariamente. Em uma postagem, uma integrante do grupo relatava não suportar mais fazer uso de tanta medicação, que estava acabando com o seu estômago, pois ela sentia muita queimação; mas nesse grupo falar mal de medicamentos era proibido, e eu não sabia — vai que alguém resolva se automedicar com limão e parar de consumir os "zóis" da indústria farmacêutica, imagina que perigo seria... Aff!, né? Foi um favor me expulsarem desse grupo também; hipocrisia era o que mais se via ali, pois perigo deveria ser ficar sem conhecer as maravilhosas propriedades do limão, o qual introduzi em minha vida, lá na Itália ainda, ao assistir a um vídeo de um médico que dizia que um organismo ácido era propício a contrair inúmeras doenças, já o pH alcalino, não, e que o limão entra alcalinizando o organismo; enfim, há quem diga que tentou usá-lo, mas lhe causou dor de estômago, porém a pessoa continua tomando refrigerante, comendo fritura, usando ketchup, e acreditando que o limão é um vilão; é aquela velha história de ir a uma festa, encher-se de coxinha, empadinha, docinhos, bolo, etc., e, quando passar mal, colocar a culpa na azeitona. Aff!, de novo, né?

O limão, apesar de ter um teor de ácido cítrico em torno de 5 a 7%, é uma fruta que se torna alcalina misturada à água potável; em contato com o meio celular, é oxidado, transformando-se em sais alcalinos, proporcionando desintoxicação e regulando o pH sanguíneo. É rico em vitamina C, que fortalece o sistema imunológico, possui uma grande quantidade de bioflavonoides, que estimulam a produção de insulina, ajudando a equilibrar os níveis de açúcar no organismo; ajuda a regular o intestino, melhora a pressão arterial, tem propriedades diuréticas, diminuindo o inchaço, é rico em antioxidantes, previne o envelhecimento precoce combatendo os radicais livres. A pectina do limão protege o organismo contra cancros intestinais; os limonoides previnem alguns tipos de câncer. Ajuda no aumento da absorção de ferro, prevenindo anemias; é rico em potássio, que é importante para o equilíbrio de eletrólitos e da água no corpo, evitando a desidratação.

Ainda no final de 2015, mais um diagnóstico bombástico: teratoma. Eu não tinha a menor ideia do que era isso. O médico, na sala do ultrassom, já foi logo dizendo: "Vai ver para tirar isso urgente; parece benigno, mas pode não ser, não dá para afirmar, então é melhor tirar". "Como assim, benigno ou maligno?" Eu nem sabia o que isso significava, mas o Google, que médicos como esse odeiam, me explicou. Contei para o atual "maridones" e chorei, rendi-me, desisti de lutar contra a cirurgia; dessa vez não havia como livrar-me da situação, não vi saída, eu me entregaria ao bisturi; agora, mais do que nunca, eu precisava me virar para dar fim a essa droga do Dienogeste — era certeza de que ele também tinha culpa no cartório nesse estrago.

Como tirar um tumor do ovário sem operar? Não era como a pedra de meio centímetro que consegui sugar da glândula salivar pela boca, depois de mais de um mês fazendo força de sucção constante e pressionando por fora, para desentupir — fiz um rombo no canal em baixo da língua só para fugir da cirurgia; ela saiu linda e minha glândula desinchou, deixei de parecer ter caxumba, de tão grande que ficava, formando uma bola no pescoço. O médico desacreditou, ainda restaram duas pedras menores, mas escapei da cirurgia. Porém não dava para sugar a vagina e tirar por baixo o teratoma, então, contrariada, marquei a cirurgia pelo SUS para outubro do ano seguinte.

Nesse meio tempo, segui pesquisando meios alternativos de dar fim à endometriose. Além do limão em jejum com glutamina, eu já estava usando, também desde a Itália, a cúrcuma com pimenta-do-reino, por seu poder altamente anti-inflamatório. Senti realmente grande alívio nas dores ao começar a usá-la.

A cúrcuma, também conhecida como açafrão-da-terra, teve sua eficácia comprovada por meio de estudos nos quais foi usada junto à pimenta-do-reino, que tem como componente a piperina, que aumenta a absorção da cúrcuma em dois mil por cento, potencializando não só sua ação anti-inflamatória, como também a redução dos níveis de LDL. Diminui risco de desenvolver Parkinson e Alzheimer, previne câncer; em outro estudo, relatou-se também melhora do humor, sendo tão eficaz quanto o Prozac no tratamento da depressão.

Deparei com mais um vídeo na internet que me deu um clique, por fazer todo o sentido. Eu já vinha pesquisando algumas possíveis soluções para a predominância estrogênica no organismo, pois o excesso de estrogênio é realmente um grande problema não só para a endometriose, mas também para o câncer; tinha que ter uma solução porque até então nenhum tratamento propunha baixar os níveis desse hormônio, e eu desconhecia a progesterona denominada bioidêntica, também chamada de progesterona base, que é o mais próximo da que o nosso organismo produz, a mesma coisa que aquela natural micronizada, que levei para a Itália em forma de óvulos para usar via vaginal, mas não usei e acabou indo para o lixo por ter vencido, porém com outra forma de administração, um creme transdérmico para passar na pele, que o organismo absorve; eu nem sequer havia me dado conta disso antes, estava com ouro em mãos e nem me liguei.

Foi então que fui me aprofundar ainda mais no assunto. O doutor que falava sobre isso em mais um vídeo em questão era aquele a quem eu assisti falando bem do limão, que aconselhava o uso da cúrcuma, e agora isso. No melhor de três, passei a dizer que esse era o cara. Falando com propriedade, o Dr. Realidade simplificou e falou a real; o que por muitos anos vi os médicos complicando ele descomplicou ali, rapidinho, dizendo: "As portadoras de endometriose tem excesso de estrogênio e deficiência de progesterona", e completou simples assim: "É só suplementar progesterona nela, que um dos problemas estará resolvido".

A partir daí, passei a devorar todos os vídeos dele sobre esse assunto; tudo tinha muita coerência, que me despertava literalmente para uma realidade totalmente oculta até então; foi aí que resolvi entrar em contato com a secretaria dele, para obter mais informações, porém o Dr. Realidade não dava consultas, apenas ministrava cursos de pós-graduação; enfim, acabei conseguindo uma indicação em um grupo que encontrei, de seguidores desse doutor, e consegui marcar uma consulta com um profissional que exercia a medicina funcional integrativa na cidade em que eu estava; fui na esperança de conseguir a receita da progesterona base; essa era a meta: experimentar progesterona natural.

A consulta não foi como o esperado: o Dr. Alucinado me passou um monte de fórmulas, misturando fitoterapia com homeopatia, até falou de alimentação — colocou um suco verde na receita —, sugeriu caminhadas, mencionou a espiritualidade, no entanto a progesterona, que eu queria e de precisava, nada; saí da consulta meio assustada e meio empolgada ao mesmo tempo, mas sem a pretensão de voltar, porque foi tudo muito demais para mim naquele momento; espantou-me como paciente: era muita coisa, um bombardeio de informações para quem só estava em busca de uma única coisa: a progesterona base. Enfim, acho que é por isso que o Dr. Realidade não indica ninguém, visto que ele não tem como ter controle de como os seus alunos vão-se comportar profissionalmente munidos de seus ensinamentos; porém me despertou curiosidade muita coisa dita naquela consulta — fazia muito sentido algumas e ainda nem tanto outras —; era inviável, porém, mudar tudo da noite para o dia como ele propunha; para mim foi preciso parar, respirar, analisar a situação e colocar prioridades para não me perder; ainda sim fora um bom pontapé, que me deu outro clique: de que a endometriose vai muito além da ginecologia. E qual ginecologista me receitaria um suco verde, uma caminhada, tomar o sol do meio-dia sem protetor, fazer auto-hemoterapia ou uma meditação? Raríssimas exceções.

Há médico que manda suspender atividade física, dizendo que vai romper o cisto; que manda não fazer força, etc. Misericórdia!, precisa avisar a essas pessoas que cisto não é biribinha de festa junina, o qual você não possa apertar que estoura fácil assim; são outros fatores que levam a isso. Se eu tivesse ouvido um desses médicos que passaram pelo meu caminho, hoje eu não levantaria mais o braço, por exemplo, por conta de uma bursite que segue linda, mas bem longe de mim, pois dei fim nela, e de uma epicondilite (a famosa doença do tenista), que dei fim fazendo musculação e tomando magnésio, mas os médicos diziam que seria pior para a minha condição... Só rindo e contrariando alguns seres sem noção ou a própria medicina mesmo, não sei, mas segui sendo do contra.

Outra coisa que percebi também com o uso do magnésio foi o suor durante as atividades físicas: antes de suplementar com ele eu não suava tanto, agora, porém, eu transpiro muito mais, mas não é aquele suor fedido que tinha quando usava o implante, é sem odor.

E o Dr. Realidade disse em certo vídeo que morte súbita em prática de algumas atividades pode ocorrer pela baixa de magnésio, sendo que a falta da transpiração é um dos sintomas dessa deficiência; mas nenhum médico nunca havia me perguntado se eu suava nos treinos, muito menos me pedira exame para ver como estavam os níveis de magnésio no meu organismo.

O nosso solo é muito pobre em magnésio pelo uso do adubo químico, então não consumimos nos alimentos a quantidade necessária desse mineral tão importante, por isso vi a necessidade de suplementar, uma vez que ele ativa o sistema imunológico; portanto, as pessoas que consomem magnésio tem menos chances de desenvolver câncer, além disso ele regula o metabolismo do cálcio no organismo, fixando-o onde precisa e eliminando de onde não precisa, evitando assim a osteoporose e melhorando a artrite. O magnésio também retarda a fadiga muscular na atividade física, dando assim mais disposição; ajuda a regular o intestino, regula a pressão arterial, previne infarto do miocárdio, por ser vasodilatador, melhora enxaqueca, asma, combate o estresse, por ser calmante do sistema nervoso, melhora a digestão, reduz o risco de diabetes e de parto prematuro, normaliza os níveis de colesterol e melhora o pH do nosso organismo.

Então, quando um médico lhe disser para parar de se movimentar por alguma condição, desconfie, pois ser sedentária nos mantém reféns da doença e nos torna dependentes deles. Ser ativa, mesmo que com uma boa caminha diária, proporciona mais saúde e nos livra de médicos como esses. Buscar outras opiniões e respeitar o limite do nosso corpo é primordial; optar por fazer sempre uma atividade que proporcione prazer é fundamental, esse é o segredo, amor e respeito.

Tudo isso me deu a coragem de que precisava para virar oficialmente cobaia de mim mesma, tornando-me uma grande pesquisadora em saúde feminina, sem ter um diploma de Medicina.

Eu já havia tentado fazer uso de homeopatia em duas outras ocasiões, em mim e em minha filha; foi em vão, porém, a tentativa de tratar a nossa sinusite, conseguimos foi é desencadear uma rinite que até então não existia, não sei o que deu errado; isso com um médico considerado o Dr. Chefão da Homeopatia no Brasil, muito bem indicado; infelizmente gastei tempo e dinheiro, antes tivesse ido numa farmácia qualquer e comprado aqueles que são vendidos por números, os únicos que usei de homeopatia para diversas situações, e que realmente funcionaram; aliás, na minha fase de modelo eu não vivia sem o tal do Quarenta e Seis, um laxante a base de Sene: era comer demais, que eu já mandava ver como balinha. Minha filha parou de fazer xixi na cama com o tal do Trinta e Quatro, se não me engano, mas tudo o que me fora prescrito além disso não funcionava, até eu conhecer o Dr. Realidade pessoalmente e tratar um outro pepino que incluiu a homeopatia, para fazer uma desintoxicação no organismo que aprendi em uma das suas aulas da pós.

Depois de dar início às fórmulas prescritas, sentir palpitações e mal-estar, parei todas e voltei uma por vez, com diferença de três dias entre elas; constatei que realmente o problema estava na homeopatia; joguei-a fora e fui pesquisar uma a uma, o que era, para que servia, o que causava a deficiência, em excesso o que podia acontecer; pesquisas, artigos científicos, depoimentos e relatos de quem fazia uso — isso, para mim, era o que mais valia, porque artigos científicos podem ser manipulados, pesquisas normalmente são patrocinadas por quem tem o interesse financeiro por trás, mas testemunhos de vida, fotos e exames que mostram a diferença do antes e depois, relatos de curas que até então eram consideradas incuráveis não constam nos livros, não está catalogado.

Novelas não são legais, eu gosto mesmo é de filmes baseados em fatos reais; era exatamente isso que eu estava disposta a viver, a minha vida, a minha própria experiência, dentre as minhas escolhas, e não mais o que me era imposto. A rata de laboratório morria ali e nascia a cobaia de mim mesma, é assim que são as "endometríacas": cobaias de si que buscam saúde.

Minha mãe continuava achando ser loucura o que eu estava fazendo e insistia para que eu operasse logo, mesmo eu lhe mostrando relatos de meninas que haviam passado por mais de três, cinco, oito, doze cirurgias sem sucesso. Segui acreditando que tinha jeito sim, minha intuição me afirmava isso o tempo todo.

Sugestão de teratoma

CONCLUSÃO:
Teratoma no ovário esquerdo.

Diagnóstico de teratoma

Receita do Dr. Alucinado com o suco verde e a auto-hemoterapia

Mais frutas e azeite para incluir no dia a dia

Capítulo 13

A primeira grande revolução foi introduzir a couve na minha vida. "Mas como assim, se eu não comia capim?" Era o que eu, na minha ignorância, dizia quando me referia a tudo o que era verde. Para mim, qualquer salada tinha gosto de mato e eu sempre via as pessoas — inclusive minha filha — pedir salada em lanchonetes, em vez de batata frita, e comer com tanto gosto. Eu não me conformava em não gostar, mas realmente não conseguia engolir de forma alguma, porém definitivamente eu estava decidida a mudar. Lá foram então para o liquidificador água, couve-manteiga, maçã, gengibre e mel, para adoçar e descer. Não curti de imediato — ali eu ainda dizia preferir um copo do veneno denominado refrigerante —, mas com o tempo passei a amar, principalmente por conhecer os benefícios e sentir o bem que me fazia.

Gengibre, inibidor natural da ciclo-oxigenase-2 (COX-2), enzima responsável no organismo pela inflamação, tem ação antioxidante e termogênica, acelerando o metabolismo e ajudando a diminuir o nível de insulina no sangue.

Maçã é um alimento alcalino, rico em pectina, podendo ser considerado rejuvenescedor, antioxidante; ajuda a controlar o colesterol e os níveis de insulina, reforçando as defesas do organismo.

Couve-manteiga, rica em ferro, ótima fonte de fibras, antioxidante, ajuda na desintoxicação do organismo e no bom funcionamento do intestino.

Mel é um prebiótico que ajuda a diminuir a contagem de bactérias ruins no intestino e na bexiga, fortalecendo o sistema imunológico — mas é preciso ter cautela, já que não deixa de ser açúcar; inclusive na medicina chinesa o uso do mel não é recomendado.

Apesar de haver muita coisa errada ainda que tinha de ser mudada, o fato de eu fazer essas pequenas mudanças me fazia sentir muito bem, cada conquista positiva me deixava mais feliz. A Vita D, prescrita com as vitaminas A e K2, foi essencial na minha suplementação: deu-me uma levantada meio que imediata. A Vita D, que é um hormônio, por isso me refiro a ela assim, como "Vita", de vitalidade, e não de vitamina, daria um livro só para falar de todos os seus benefícios, mas esses livros já existem; procurem, pois vale a leitura.

Acredito que o ácido alfa-lipóico também teve grande importância nessa melhora. Da receita, não tomei o lugol naquele momento, porque pesquisei a respeito e vi que é importante fazer uso do selênio antes para proteger a tireoide, e isso o Dr. Alucinado não me havia passado; tempos depois, manipulei os dois, tomei, mas senti como se tivesse uma bola na garganta e parei por medo de alterar a tireoide. Enfim, tirei o melhor proveito da prescrição e do conteúdo da consulta para colocar em prática.

A dosagem de Vita D no nosso organismo, medida no exame de sangue, tem de estar entre 60ng/mL e 100 ng/mL, quando se trata da medicina preventiva, mas normalmente a maioria dos médicos que exercem a medicina tradicional, olha para um resultado de vinte, trinta ou quarenta e diz estar boa, boa para adoecer, infelizmente, e a baixa de Vita D pode ser a causa até mesmo de inúmeros abortos. A suplementação é essencial, independentemente de querer ou não engravidar, e deve ser feita junto à vitamina K2, responsável pela coagulação do sangue e pelo encaminhamento do cálcio ao seu devido lugar, impedindo a calcificação das artérias; e à vitamina A, a qual não produzimos, sendo encontrada em alimentos que muitas vezes deixamos de comer; ela tem ação antioxidante e fortalece o sistema imunológico.

Já o ácido alfa-lipóico, um ácido graxo produzido em pequena quantidade pelo nosso organismo, é responsável por converter glicose em fonte de energia. Poderoso antioxidante conhecido como ALA, é capaz de neutralizar os radicais livres, evitando que as células produzam elementos químicos pró-inflamatórios. É capaz de reverter resultados bioquímicos na contagem total de folículo do anti-mulleriano revelam estudos.

Apesar da melhora significativa, a droga do Dienogeste ainda me consumia de raiva. Eu não me suportava mais: gorda, sim, engordei trinta quilos num piscar de olhos ao começar a tomar esse hormônio do capeta. Mal-humorada, sem pavio, estressada, tolerância zero, visão embaçada, tonturas, cheguei a ter várias crises fortes, e, sem nenhum exame complementar, apenas clínico, alguns médicos me deram o diagnóstico de labirintite. Lá fui eu então tomar Vertix, Pasalix, Dramin, Labirin, que nada adiantaram, tudo só me piorou: o chão parecia subir — quando eu ia pisar, quase caía, porque na verdade ele estava mais baixo. Fiquei completamente alucinada, era pior do que estar extremamente bêbada; fechar o olho não me dava giros como numa roda gigante, dava voltas de montanha-russa. Antes de entrar em outro círculo vicioso que me levaria a problemas piores, resolvi enfrentar as tonturas, sem me drogar; por dentro eu gritava que não suportava mais nada disso, mas ainda perdida; muitas vezes eu chorava na madrugada ou no banho, para ninguém ver, pedindo sabedoria diante de tantas informações novas recebidas; era como ter ganhado um quebra-cabeça abstrato, que eu precisava montar sozinha para me salvar.

Mas a mente me parecia cansada, sem conseguir raciocinar direito; eu não conseguia processar tudo com tanta pressa, numa corrida contra o tempo perdido, em meio a tantas oposições à medicina tradicional; eu me sentia remando contra a maré, tendo, porém, a certeza de estar na direção certa. Na metafísica a labirintite é explicada por pensamentos confusos, sentimento de solidão, sensação de desamparo, perder-se em meio a problemas emocionais. Quando vi isso, ao menos uma peça desse quebra-cabeça havia-se encaixado com perfeição, porque realmente tem tudo a ver com o momento em que eu estava vivendo; com essa nítida clareza foi fácil de solucionar.

Chegada a data dos exames pré-operatórios, para a retirada do teratoma, no balcão a atendente me diz:

— Ninguém te ligou?

— Não. O que aconteceu?

— Todas as cirurgias do Dr. Especialista foram canceladas. Estamos vendo outro médico para operar no lugar. Vamos entrar em contato para passar uma nova data.

— Uma data para a consulta com esse novo doutor?

— Não, a data da cirurgia.

— Como assim, vou operar com um médico que não me acompanhou, que eu nunca vi, nem sei quem é e não conhece meu caso?

— Ele vai ver a ficha na hora e vai saber o que fazer.

— Só se for em outro paciente, porque em mim não vai, não.

— Se você quiser esperar o Dr. Especialista voltar, eu deixo uma observação na sua ficha, e aí você passa em nova consulta com ele para reagendar, mas ele só volta mês que vem e começa a operar ano que vem.

— Tudo bem, farei isso.

Nova consulta e cirurgia reagendada para três de janeiro de 2017, eu só não sabia como faria essa cirurgia, já que eu estava mudando de cidade. De volta ao meu apartamento, que havia desalugado, para operar eu teria que ficar ao menos quinze dias na casa da minha mãe; enfim, deixei agendada e me mudei, mas antes do Natal me ligou a secretária do Dr. Especialista e mudou do dia três para o dia oito, um dia antes do meu aniversário; eu já não estava feliz com a data anterior, com essa, então, piorou, mas aceitei e desliguei.

A palhaçada completa finalizou quando no dia seis o SUS me liga:

— Por que a Senhora não compareceu à cirurgia agendada no dia três?

— O médico compareceu por um acaso?

— Por que a Senhora está perguntando isso?

— Porque foi a secretária do próprio médico quem me ligou dizendo que nesse dia ele não poderia estar presente, e remarcou para o dia oito.

— Mas como ele faz isso sem nos avisar? No dia oito o centro cirúrgico não está disponível para ele.

— Então é isso, não fui porque ele remarcou e agora também não vou porque não há disponibilidade.

Maravilha!, sem cirurgia, no melhor de três deu ótimo, um livramento eu diria. Fiquei aliviada, porque nada que parta de uma confusão dessas poderia dar certo; estava ali todo aviso para não operar lá em data alguma.

Fui procurar o postinho perto de casa para ver a possibilidade de fazer o encaminhamento para a cirurgia aqui na cidade onde moro, havendo demora para passar pelas consultas, o que antes de eu ir embora daqui não acontecia. Entrei em contato com o filho do prefeito, que é amigo da família, para ver como proceder e agilizar o processo cirúrgico por aqui, já que eu já estava com tudo encaminhado. Ele me passou o contato de um vereador; lá fui eu até a câmara municipal tentar resolver isso; saí de lá com uma consulta agendada com uma ginecologista cirurgiã.

Dra. Japa me conquistou logo de cara: um doce de pessoa, muito sensata, coerente, atenciosa e cuidadosa; meus exames já eram antigos, ela pediu então todos novamente, incluindo a ressonância magnética, porém já deixou encaminhado o anestesista pois disse que seria rápido, e como minha maior queixa era o lado direito onde estava o endometrioma de parede, que ela podia sentir ao apalpar, a cirurgia teria que ser aberta, para resolver as duas coisas juntas, teratoma e endometrioma.

Com relação à progesterona base, ela disse que não receitaria por não conhecê-la, e que também não faria diferença o que eu decidisse quanto a isso; para ela tanto fazia pois a cirurgia seria logo, não demoraria. Apesar de mais essa frustração na minha busca pela progesterona base, até que saí feliz da consulta, porque, diferente do Dr. Especialista, que operaria por videolaparoscopia para remover apenas o teratoma, ela estava incluindo a endometriose no pacote, o que, a meu ver, era mais inteligente e econômico ao próprio SUS: arcar com uma única cirurgia, em vez de duas, otimizando tempo, espaço e mão de obra também.

Saí decidida da consulta. Então, tomei o último Pietra Ed (Dienogeste) um dia antes do meu aniversário em 2017; depois de um ano e dez meses dei um basta nessa droga do capeta. Lembro-me da primeira vez que comprei, ainda comentei e postei numa rede social: *"E aí lançam com o nome da tua filha um remédio para controlar os sintomas de uma doença que pode causar infertilidade".* Irônico.

Pode perceber que é sempre muito próximo do meu aniversário que grandes decisões e mudanças acontecem na minha vida. Conto por quê. Enquanto muita gente fica cultuando o tal do inferno astral, eu sempre busco caminhos de como viver melhor nesse mais um ano que vai se iniciar, ocupo meus pensamentos com coisas que eu quero de bom para viver, o que posso fazer de diferente para ter um novo ano, porque, se eu não mudar, nada muda também, então, jamais permito me preocupar com o que pode acontecer de errado ou, sei lá, o que as pessoas pensam nesse período e acabam vivenciando — situações ruins atribuídas à astrologia; nós atraímos o que cultivamos nos pensamentos, que é um canteiro fértil onde cresce o que plantamos; os astros não tem nada a ver com isso. Então costumo colher os frutos dos bons pensamentos.

Nesse mesmo início de ano conheci mais uma pessoa, que eu chamo de Anja, porque ela estava em busca das mesmas coisas que eu; em meio a tanta gente controversa e hipócrita, ela se destacava num dos grupos em que ainda estávamos, pois ela já havia sido banida de alguns outros também, justamente por estar na mesma pegada, questionando tudo; aí nossos caminhos, não por acaso, se cruzaram; nós nos adicionamos numa rede social, trocamos telefone, e-mail, ela me passou uma prescrição médica e disse: "Já que você tem coragem e determinação, toma".

Na receita havia Gestrinona vaginal, que eu já tinha usado no implante, mencionado alguns capítulos atrás, porém não conhecia essa forma de ministrá-la. Havia também o resveratrol e o pinus pinaster, que eu já havia usado quando passei com o Dr. Alucinado, e a Vita D, da qual eu também já fazia uso. De novidade estavam lá o saw palmetto, que deixei de lado — apesar de ter boas propriedades, não me interessei naquele momento — e o resveratrol, que me interessou muito.

Sabe que até pensei em experimentar a Gestrinona dessa maneira? Porque, apesar de ser a mesma droga que usei implantada, de todas ainda é a que tem menos efeito colateral negativo; cogitei a possibilidade por ser vaginal e de ação local. Esses efeitos negativos imaginei serem amenizados por isso, e já que eu não estava conseguindo a progesterona base, talvez pudesse ser uma solução temporária, porém desisti dela quando comecei a cotar o preço.

O resveratrol e o pynogenol — também conhecido como pinus pinaster — são dois fitoterápicos que atuam como antioxidante e anti-inflamatório, desativando a aromatase — que eu digo ser a enzima vilã — que facilita o processo inflamatório, em que a célula de endometriose adquire a propriedade de produzir seu próprio estrogênio, ficando assim como uma sobrevida independente do estrogênio produzido pelos ovários; essa enzima é responsável por evitar que as células de endometriose sejam destruídas pelo nosso sistema imunológico, ela converte testosterona em estrogênio também e, se não a bloquearmos, inibindo sua atividade, a doença continua evoluindo, pois os macrófagos não conseguem desempenhar seu papel corretamente. O pycnogenol também atua na circulação, prevenindo de trombose venosa muito usado por passageiros de avião em longas viagens.

Não preciso nem dizer que manipulei o resveratrol logo em seguida; ele é encontrado na uva e no vinho em menores concentrações; alguns médicos, principalmente cardiologistas, recomendam tomar uma taça de vinho ao dia, mas com tantas propriedades benéficas, por que nunca havia ouvido falar do resvaratrol propriamente dito?

A libido começou a voltar gradativamente assim que parei o Dienogeste; voltei a amar o atual maridones, a quem em muitas vezes eu achava já não amar mais; enfim, sem dor, vida normal e relacionamento saudável novamente. Três meses depois, fui ao banheiro e a menstruação estava lá, sem avisar, sem cólica, linda, vermelhinha, alguns poucos coágulos. Com muita felicidade fui comprar o Evocanil, que é a progesterona natural micronizada, para ser usada via vaginal, já que a receita da progesterona base ainda me era inacessível. Eu me dei muito bem com a progesterona, sentia que era tudo de que meu corpo precisava. Em um dos retornos com a Dra. Japa, relatei que nem o endometrioma de parede me incomodava mais, questionei-lhe a necessidade da cirurgia, ela me disse que pelo teratoma, que se mostrava menor que antes, no último exame, ela não mexeria em nada, apenas acompanharia, e, em caso de evolução, sim, optaria por removê-lo cirurgicamente, mas pediu para aguardar a realização da ressonância magnética para a qual eu estava na fila para fazer, e ter certeza quanto à necessidade ou não de operar a endometriose também, fila essa que já passou de dois anos de espera e até agora nada.

Passei a fazer suco de melão, que é um ótimo aliado da saúde feminina, com bicarbonato de sódio, pois minha mãe me contara que o pai dela, farmacêutico, o avô que não conheci, colocava uma colherzinha de café em cada litro de suco que ele fazia, para tirar a acidez. Voltei a tomar L-carnitina, que eu consumia um tempo atrás, antes dos treinos de musculação, para acelerar a queima de gordura, mas agora para outro fim, e comprei própolis também.

O melão é rico em fibras, vitaminas C e A, potássio e betacaroteno, que pode ser o responsável por reduzir o câncer de colo de útero, em estudos feito no Japão.

Bicarbonato de sódio tem um alto valor de pH, auxiliando na alcalinização do organismo, combatendo a acidez, deixando um ambiente desfavorável ao desenvolvimento de doenças como o câncer.

L-carnitina é uma molécula produzida no fígado e rins, sintetizada normalmente no organismo através de um aminoácido; é usada no esporte para perda de gordura, pois é responsável também por transformar gordura em energia, acelerando o processo de emagrecimento. Em um estudo de doutorado, ela se mostrou eficiente no combate à infertilidade, melhorando a qualidade dos óvulos.

Própolis é uma fonte potencial de antioxidantes naturais, como ácidos fenólicos e flavonoides; é usado desde a antiguidade por seu efeito antibacteriano, anti-inflamatório, anticarcinogênico, antiaterogênico, estrogênico, além de ter função neutralizadora e reparadora regenerativa da AIDS, constatada em estudo.

A essa altura do campeonato e nessa idade, o que pudesse fazer para ajudar uma possível gravidez faria, eu ainda não havia desistido desse sonho.

Conversando com a Anja nos comentários de uma postagem em um grupo em que estávamos, chamaram-lhe a atenção e me baniram; liguei para ela e, cansada dessas censuras, disse-lhe: "Espera aí, que vou resolver isso já". Desliguei, criei um grupo privado rapidinho na mesma rede social e a coloquei para administrá-lo comigo. Chamei-o de "Endometriose Sem Censura". Liguei novamente e lhe disse: "Acabou a palhaçada. Pode adicionar quem você quiser, que nós vamos conversar a vontade agora".

O grupo cresceu muito rápido, a Anja não aguentou a demanda de inúmeras mensagens e notificações recebidas e acabou saindo do grupo porque estava atrapalhando seu trabalho — ela optou por priorizar seu lado profissional.

Em tempo recorde nos tornamos o maior grupo de apoio à portadora de endometriose do Brasil, justamente por poder abordar todos os assuntos sem nenhuma censura. Trocar informações sem ser podada é o desejo de muitas, e as pessoas que se identificam com essa liberdade vem chegando cada vez mais. A televisão faz comercial de fármacos que são vendidos sem receita para quem quiser em qualquer farmácia, e nós não podíamos falar nem do ômega-3, por exemplo, que é vendido por telefone em programas que fazem divulgação e entra livremente por qualquer canal durante a tarde na nossa casa? É muita hipocrisia para o meu gosto. Logo de cara recebi o apoio de milhares de pessoas.

No grupo de seguidores do Dr. Realidade eu via muitos comentários sobre o ômega-3, fui pesquisar mais a fundo para começar a usá-lo. Fez-me bem, mesmo não gostando do gosto de peixe que eu sentia na boca depois de um tempo após a ingestão; problema resolvido quando passei a tomá-lo antes de dormir. Tempos depois de tomar assisti a um outro vídeo do Dr Realidade em que ele diz que a suplementação de ômega-3 faz o TOC desaparecer; aí eu pude entender por que eu já não tinha mais os sintomas do TOC: era deficiência de DHA. Uma coisa tão simples assim de se resolver, e por anos os médicos me drogaram, sem resolver absolutamente nada. Por que, se era só isso? Cada vez mais tenho a certeza de que nós somos as maiores interessadas em nós mesmos, ninguém mais.

Estudos relacionando o uso do ômega- 3, das vitaminas do complexo B e do magnésio mostram que esse trio tem a capacidade de potencializar a ação anti-inflamatória em pacientes com endometriose; em outro ainda, mulheres que suplementaram o ômega-3 tiveram menos chance de desenvolver a endometriose do que mulheres que ingeriram alimentos ricos em gordura trans.

Segui me "cobaiando", estudando e passando toda a minha experiência e informações adquiridas ao grupo criado. Cada dia me sentia melhor e mais disposta, a alimentação, em constante mudança, alteração e evolução; para quem vivia de industrializados e comidas prontas e congeladas, eu estava me saindo uma ótima cozinheira. Atual "maridones" me ensinou a cozinhar e, apesar de estar longe de ser uma chefe de cozinha, até que me viro bem, não tenho muita criatividade para fazer pratos variados, mas sou exigente naquilo que faço. Como uma boa capricorniana que preza pelo perfeccionismo, fiquei bem chata também: comer fora de casa ou na casa dos outros ficou cada vez mais difícil, ainda mais se me vier à imaginação como é feita a refeição e quais ingredientes são usados, pelo fato de ser saudável mesmo e não querer mais comer temperos prontos, por exemplo.

O que mais me admira até hoje é a desinformação com relação à alimentação. Cerca de 98% da população que tem qualquer problema de saúde que seja não têm a menor ideia da influência de tudo isso em suas vidas. A frase de Hipócrates, pai da Medicina, *"Que o teu alimento seja o teu medicamento"*, dita em meados de 400 a.C., parece ter ficado oculta em algum lugar da História, porque a maioria dos médicos a desconhece, e por isso não passa aos seus pacientes, quando, na minha opinião, Nutrição deveria ser matéria fundamental na faculdade de medicina, assim como a Psicologia, já a partir do ensino médio, e ponto, imagina que perfeito seria.

Dei fim a todos os fármacos artificiais e escrevi: *"Se a doença não te mata, você morre pela cura"*.

Choquei-me ao ler isso e parei para pensar a respeito. Quem é que nunca teve medo de tomar um remédio depois de ler sua bula? Pois é, o velho e bom ditado que diz; A PREVENÇÃO É O MELHOR REMÉDIO, é a mais absoluta verdade. Aí você se pergunta; E quando não dá para prevenir?

A resposta é: melhorar o estilo de vida, cuidar de si mesma, fazer uma alimentação extremamente saudável, praticar atividade física, dormir o necessário, não se desesperar, aceitar, entender, meditar, compreender o problema, não se entupir de hormônios sintéticos, não se envenenar de remédios... É UMA FORMA DE PREVENIR QUE A DOENÇA AVANCE, PIORE E ELA REGRIDE, SIM, de forma que é possível conviver com ela tendo qualidade de vida, assim como os diabéticos, por exemplo, vivem muito bem quando querem — exatamente, quando querem —, porque tudo isso requer muita força de vontade e disciplina, só depende de nós, de mais ninguém.

Ter um estilo de vida saudável — cujo termo já diz tudo — é sinônimo de SAÚDE, e existem vários relatos e depoimentos de pessoas que se curaram e reverteram o pior estágio da doença simplesmente mudando o estilo de vida e usufruindo de produtos que a natureza nos disponibiliza, ou ainda usando seu próprio sangue e praticando sua fé.

Pedido da ressonância magnética feito em 18/01/17; entrou na fila em 01/02/17

Pedido da ressonância magnética feito em 18/01/17; entrou na fila em 01/02/17

Pedido da cirurgia para retirada do teratoma

segundo agendamento da cirurgia para 03/01/17 cancelado

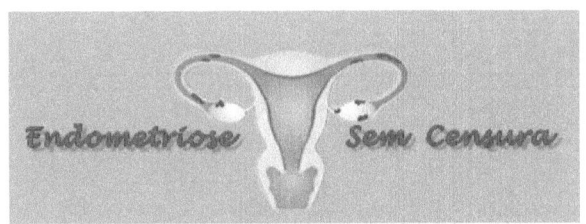

Primeira capa feita para o grupo,
a partir de um logo retirado da internet

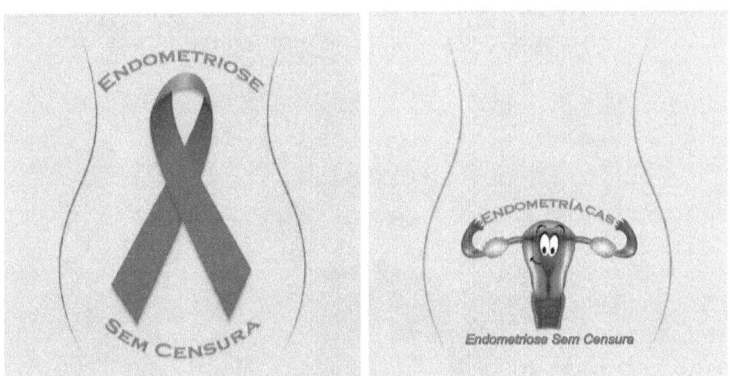

Segundo logo: fiz questão que o laço fosse vermelho, que é a cor do fogo e do sangue, que representa energia, luta, força, poder e determinação, assim como a paixão e a ação

O terceiro foi quando denominei nós "Endometríacas", com a imagem do sistema reprodutor feminino forte e feliz, como somos todas vencedoras de qualquer problema do sistema reprodutor feminino

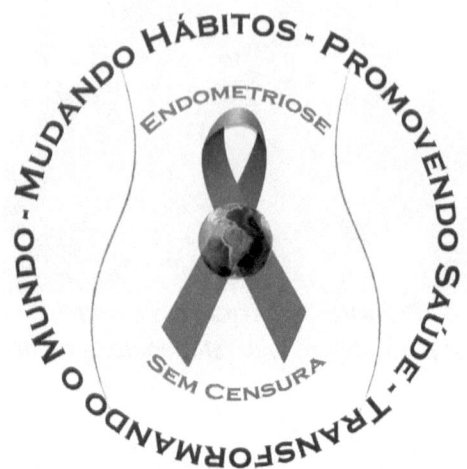

*Quarto logo, com nosso lema, incluindo o globo do nosso planeta,
tudo feito pelo atual "maridones"*

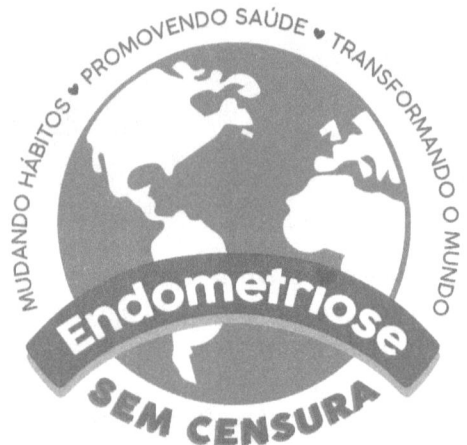

*Já o quinto e atual representa a grandiosidade da nossa missão,
a qual atinge todo o nosso mundão; foi feito em conjunto com
a agência de marketing digital, a Emovere*

Capítulo 14

Seis meses menstruando, seis meses de progesterona natural, nada de ressonância nem gravidez. Até coragem para fazer a auto-hemoterapia criei, mesmo com todo pavor de injeção. Ao ver relatos dos inúmeros benefícios que a prática dessa terapia oferecia e, principalmente, relatos de mulheres que, mesmo sem buscarem, acabaram engravidando com a prática, enfrentei meus medos e encarei o desafio: fiz um ano de tratamento, semanalmente, sem nenhuma pausa.

Meu pai é farmacêutico bioquímico e passou a vida tirando sangue da minha mãe e aplicando medicamentos sempre que necessário, então pedi que ele ensinasse minha filha, que, por fazer faculdade de medicina veterinária, com certeza teria habilidade para fazer o procedimento em mim, porque sozinha, como a Anja fazia — entre inúmeras outras pessoas pelo mundo fazem, afinal o próprio nome sugere: AUTO — eu não tenho coragem.

Foi muito tranquila a primeira aplicação, meu pai tem mão bem levinha e boa; os efeitos, percebi na primeira noite: senti minhas vias aéreas desobstruírem, e há tempos não respirava tão bem; dormi muito bem também, e logo já pude observar a psoríase secando — não era coisa da minha cabeça, era visível e muito perceptível; isso explica por que é uma técnica não aceita pela Medicina Humana: é grande a sua eficácia, levando à cura de várias doenças, cuja comprovação é real, porém entra na lista das que por falta de interesse da indústria, não vira artigo científico.

A auto-hemoterapia é um procedimento que consiste em retirar o sangue da veia e reaplicar imediatamente no músculo, um procedimento simples, de baixo custo e barato, que visa a aumentar a quantidade de macrófagos no sangue em 22% durante o período de cinco a sete dias, que dá início após oito horas da aplicação, depois disso a quantidade de macrófagos presentes no sangue volta ao normal. Eles agem como um aspirador, eliminando toda sujeira encontrada como vírus, bactérias, células doentes, cancerígenas, tratando inflamações e infecções. Se a doença é celular, esse cirurgião minúsculo como o macrófago é considerado também, ele pode tratá-la.

Com essa prática e todas essas mudanças, os "ites" que me perseguiam, como rinite, sinusite, bursite, tendinite, ficaram no passado e passam longe hoje. Senti uma grande diferença na musculação depois de iniciar a auto-hemoterapia: sentia-me o incrível Hulk, mais forte e mais disposta. Só aí fui descobrir que essa prática era comum entre os atletas, sendo ridiculamente proibida e considerada doping sanguíneo; porém, como não participo mais de competições e quando participava ainda não conhecia a técnica, segui fazendo e usufruindo dos muitos benefícios, e os animais felizmente também, já que na medicina veterinária essa terapia tem eficácia comprovada, é muito usada e totalmente liberada.

A menstruação atrasou por três meses, nesse período eu também tinha dado uma pausa na progesterona via vaginal, para testar o Vitex em mim, porque meu sexto sentido dizia que algo não estava como deveria, minha intuição deu sinais de alerta. Quando, ao plantar a lua, a flor do vaso onde eu o fazia começou a murchar, até morrer, senti exatamente a mesma coisa em mim: fui murchando junto, ficando vazia por um período; esses sintomas de menopausa judiaram de mim; vi no Vitex uma oportunidade de alterar esse quadro, além de ter lido vários relatos de quem, com o uso, conseguiu engravidar. O último sinal de ovulação presente no meu corpo, nesse período, não veio transparente como a clara do ovo: veio marrom, como borra ou resto de sangue pisado; cheguei a fotografá-lo, pensando em mostrar para um médico ou até mesmo postar no grupo, pois já houve outras meninas que observaram o muco com a mesma tonalidade, e normal não é.

O agnus-castus, conhecido como Vitex, é um fitoterápico regulador hormonal natural, que contribui para o equilíbrio dos estrógenos e da progesterona, bloqueando a liberação de FSH e estimulando a liberação de LH, prolongando assim a fase lútea, facilitando a gravidez. De ação anti-inflamatória, também é considerado ansiolítico e sedativo, beneficiando mulheres na menopausa pela disfunção hormonal ocorrida nesse período.

Os sintomas não melhoraram; marquei então consulta com uma ginecologista no postinho para fazer exames e verificar como andavam meus hormônios; relatei todo o histórico; a Dra. Ignorante solicitou alguns exames, mas só depois fui ver que os principais, como estradiol e progesterona, ela não havia pedido, e ainda discutiu comigo dizendo que esses hormônios não alteram em portadoras de endometriose e não fazem diferença na verificação da menopausa, que o FAN, exame indicativo para doenças autoimunes, não tinha relação alguma com a endometriose. Enfim, fui obrigada a marcar um outro ginecologista do mesmo postinho de saúde e mais um clínico geral, para complementar o pedido dos exames. Em um desabafo, publiquei esse caso com o seguinte título: "SUS e eu e nós...":

Já tive o plano de saúde mais top, passei por médicos conceituados, fiz exames nos melhores laboratórios e hospitais de primeiro mundo, mas a situação apertou e a realidade mudou: deparei com o SUS.

Então você, que não conhece meu caminho e nem o de muitas endometríacas, não venha dizer que precisamos consultar um médico antes de fazer X coisa e blá blá blá, porque só nós sabemos o que é estar nessa situação e depender de um sistema de saúde precário e corrupto.

É óbvio que a recomendação é; PROCURE UM MÉDICO, é claro que não devemos nos MEDICAR, porém você sabe o que é marcar uma consulta com algumas especialidades, nas quais raramente você depara com especialistas de verdade? Sabe o que é ficar meses na fila esperando ansiosamente por uma consulta, que muitas vezes não dura nem cinco minutos, e o médico ainda se recusar a te ouvir e pedir exames que você sabe que tem que fazer, mas ele te passar meia dúzia que não faz o menor sentido? Sabe o que é ficar novamente na fila para fazer esses exames pelo SUS? Sabe o que é deparar com médicos desentendidos, desinteressados e, muitas vezes, desumanos? Sabe o que é precisar de exames mais específicos que o SUS também não faz por não ter equipamentos adequados? Sabe o que é não ter condições de pagar particular? Sabe o que é ficar sem respostas, cheias de dúvidas e dores que não são só físicas, mas batem na alma, por uma sensação de abandono e impotência ao mesmo tempo?

É aí que a gente se obriga a ser forte, por não se conformar com a situação; a gente se levanta para lutar por nós mesmas, porque, se não o fizer, ninguém mais vai. E sim, a gente faz auto-consulta, por meio do GOOGLE, e, segundo um médico italiano, se quiser uma segunda opinião, pode consultar o YAHOO também; consulta as "Endometríacas", que se dispõem a ajudar com suas experiências e acabam se MEDICANDO a si mesmas sim, com ALIMENTOS e SUPLEMENTOS, não com drogas farmacológicas — longe disso; contudo, na urgência de se tratar, a gente faz o que for preciso, porque o médico, que deveria fazer, não o fez, fez é pouco-caso da gente, então a gente acaba sendo cobaia de si mesma, porque não podemos nos entregar à doença e esperar para padecer ou até morrer numa fila de espera; não temos tempo para esperar deixar a vida passar sem viver, sem lutar, sem tentar.

Estamos em busca de cura, saúde e vida, então sem hipocrisias por favor, liçãozinha de moral você vai dar para quem faz comercial de fármacos na televisão, ao qual criança assiste e fica disponível ao alcance de qualquer um nas prateleiras com livre acesso, em qualquer farmácia, porque isso sim é perigoso; vai passar a ladainha para o seu médico, que você diz confiar, mas te receita anticoncepcional. Porque isso sim pode te matar, já eu, minha amiga, tenho sede de viver — de preferência, para além dos 104 anos. Alimentação saudável e suplementação adequada salvam.

E posso te contar um segredo: está dando certo para mim dessa forma, esse é o meu caminho. Bem-vinda ao meu mundo.

Fui obrigada a mandar a Dra. Ignorante estudar, e agradeci aos céus, pois foram médicos desse naipe que me fizeram estar com a endometriose em remissão. Como na sua ignorância, enfim, ela assumiu que não era especialista no assunto, encaminhou-me para um centro especializado em São Paulo. Entrei na fila de espera para passar em consulta lá.

Exames picados solicitados, eis que surge uma gota de sangue; lá fui eu me "cobaiar" também com uxi amarelo e unha-de-gato. Deram-me uma bela cólica que há tempos não sentia, fiquei até com medo de continuar usando, mas como eles limpam o sistema reprodutor, dei continuidade ao uso, pois a dor poderia ser em decorrência disso, imaginei.

O uxi amarelo é uma árvore silvestre cuja casca é rica em propriedades medicinais; tornou-se popular por seu uso e relatos de resultados positivos em mulheres com miomas, ovário policístico, infecção urinária, hemorragias e distúrbios na menstruação.

Associado à unha-de-gato, fortalece o sistema imunológico, havendo relatos de melhoras em tratamentos de tumores, câncer e até HIV; é usado também para problemas digestivos, estomacais, colite, hemorroida e síndrome do intestino permeável. Em alguns estudos feitos, constatou-se que diminui dores nas articulações e pressão arterial, melhora sintomas da artrite reumatoide, ajuda na reparação do DNA e tem alto poder anti-inflamatório. Há quem use como contraceptivo natural, por isso são também, considerados abortivos.

Como essa limpeza é feita através da menstruação, usá-los poderia, de repente, fazer a menstruação dar as caras novamente afinal eu também tinha um tumor a ser eliminado e estudos relatavam melhoras sobre isso.

O primeiro dos exames picados solicitados feito foi o ultrassom transvaginal normal; para minha surpresa, tudo limpo, nada mais de focos da endometriose, nem endometriomas nos ovários, muito menos adenomiose, nem teratoma. Desacreditando, indaguei a médica durante a realização do exame; ela até fuçou, mas não encontrou nada. Li o resultado do exame mais umas cinquenta vezes: a cura estava lá, constatada, documentada; eu registrei essa vitória.

Teratoma, palavra bonitinha mas ordinária. Sem chão ao receber o diagnóstico, sentei e chorei, na dúvida de se era benigno ou maligno. Inconformada e de cirurgia marcada, esperei, remarquei, reagendei, e, nos desencontros, vi sinais de livramento; não eram pedras no caminho, eram tijolos que concretizariam a benção que me foi concedida no final de 2017, quando passei de ano com nota máxima, fruto da minha luta pessoal, individual, mas transferível, porque faço questão de dividir com o mundo todo o aprendizado que me rendeu tantas conquistas, para que todas encontrem seus caminhos e colham suas vitórias.

Ninguém disse que seria fácil, mas, com certeza, valerá a pena. Valeu cada picada de agulha, cada suplemento ingerido, cada alimento substituído, cada gole de chá, cada gota de suor na academia, cada momento de meditação, cada hora de pesquisa, cada leitura de livros, cada palavra de conhecimento trocada, cada decisão tomada...

A gente segue falando sobre endometriose, mas é inevitável que no pacote entre de vez em quando um mioma, um teratoma, um nódulo na mama, uma SII, uma SOP, uma hidrossalpinge... E o tratamento? É sempre o mesmo: MUDAR O ESTILO DE VIDA, porque saúde é o que interessa, e a doença é a ausência dela, simples assim.

A tatuagem que marca meu corpo e minha alma diz: "Posso enfrentar o que for, eu sei quem luta por mim, amém".

Deus mostra o caminho, nós só temos que levantar e seguir. Digo e repito que ele bate na porta, mas não gira a maçaneta, se não abrirmos como é que fica?

Outra coisa de que médico nenhum havia me falado foi a questão dos disruptores endócrinos externos que estão no meio ambiente, nas plantações cheias de agrotóxicos, em plásticos que usamos na nossa cozinha, em produtos de limpeza habitual e também em maquiagens e produtos de higiene pessoal, com os quais temos contatos diariamente. Eu me enganava usando produtos para bebês achando ser mais saudável, quando na verdade eles estão cheios de químicas nocivas, mas só me dei conta quando uma amiga natureba começou a fazer produtos como sabonetes, desodorantes, shampoos e cremes caseiros. Interessei-me e fui me aprofundar; estudei, fiz o curso com ela e hoje faço minha própria linha de cosméticos naturais e veganos. Minha pele melhorou, cabelo nunca foi tão natural como agora — a queda dele ainda era uma coisa que me incomodava; quanto a isso, meu estudo foi um pouco mais profundo, até chegar em uma fórmula realmente mágica, que deixou meu cabelo melhor que de comercial publicado em revista — porque estes, lavou estraga, já o meu, não cai mais, fica lindo sem precisar de truque algum e química nenhuma, totalmente livre e virgem também.

Nessa onda natureba, outra coisa que eu curtia muito cultivar era o Kefir. Tomei o de água por um tempo, mas para o meu organismo o de leite desceu melhor — eu usava leite fresco, aquele que fica na geladeira do supermercado, e o batia com frutas como ameixa, banana ou morango, cenoura com mel. Era uma delícia, meu intestino funcionava rigorosamente todos os dias. Cheguei a cultivar o Kombucha também, mas não me fez bem, além de o sabor não ter me agradado de forma alguma; acabei trocando-o pelos lactobacilos encapsulados, pela praticidade depois de algum tempo.

Kefir é uma colônia de lactobacilos (grãos de levedura e bactérias), rica em probióticos, usada em composição a um substrato — os mais comuns são leite e água. Estas bebidas, quando fermentadas, contêm níveis elevados de cálcio, magnésio, biotina, vitamina B12, vitamina K2, folato, enzimas e nutrientes. Ajuda a reduzir a inflamação intestinal, facilita a digestão, beneficia a densidade óssea, reduz alergias e asma, previne hemorragias. Os efeitos anti-tumorigênicos foram mostrados em animais com células de mama cancerígenas, num estudo publicado em 2007, no qual, após seis dias de ingestão, os extratos de leite fermentado inibiram o seu crescimento.

Kombucha é uma bebida probiótica milenar originária da China, onde a consideram o elixir da saúde. Alguns de seus benefícios são: regular o apetite; eliminar a bactéria H, combatendo a gastrite e o mal-estar digestivo (divulgado em pesquisa na Suécia); combater também outras bactérias e fungos que causam doenças no intestino, equilibrando a flora intestinal; equilibrar o pH do sangue, prevenindo o organismo de outras doenças, além de aumentar o sistema imunológico, com atividades antibacterianas e antivirais (divulgado em estudos relatando a candidíase), prevenindo infecções urinárias.

O arsenal começou pequeno e foi crescendo, era tanta coisa que às vezes eu me esquecia de alguma e outras eu não lembrava se já tinha tomado ou não. Eu perguntava para a filhota ou para o atual "maridones": "Você me viu tomando isso hoje?". Para algumas coisas eu colocava alarme no celular para me lembrar — aliás, coloco sempre, santo despertador.

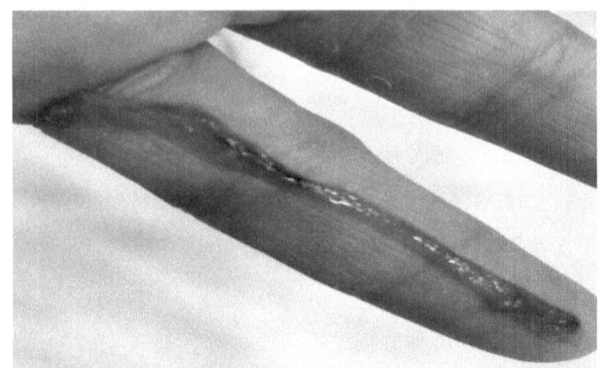

Muco indicativo do período fértil que antecede a ovulação; saía com cor de café com leite algumas vezes

ULTRA-SONOGRAFIA PÉLVICA POR VIA ENDOVAGINAL

O estudo ultra-sonográfico da cavidade pélvica, realizado por via endovaginal revela:

Útero localizado na linha média, em anteverso-flexão fisiológica com limites e contornos regulares e bem d efinidos. As suas dimensões são preservadas, estando dentro dos valores habitualmente observados, com cerca de 7,5 x 3,1 x 3,4 cm.

O volume do órgão pode ser calculado como ao redor de 43 cm3.

A sua ecotextura é homogênea, com predomínio de ecos de amplitude mediana, sem áreas nodulares sólid as ou císticas apreciáveis em topografia miometrial.

Eco endometrial centrado, regular e homogêneo, medindo 0,4 cm.

Os ovários são de caracteres normais com contornos regulares.

O ovário direito mediu 1,8 x 1,9 x 2,0 cm (Vol = 4,0 cm3).
O ovário esquerdo mediu 2,0 x 1,7 x 2,1 cm (vol = 3,9 cm3).

Não há imagens evidentes de massas, coleções ou líquido livre em cavidade pélvica, ao menos pelo presen te método.

CONCLUSÃO:
PELVE DE ASPECTO ULTRA-SONOGRÁFICO NORMAL.

Exame de conclusão normal feito em dezembro de 2017

Capítulo 15

A menopausa, de acordo com os sintomas e exames finalmente realizados, foi constatada. Dessa vez não fiquei só sem chão, fui parar no mais fundo buraco sem saída; a sensação era de que nada mais importava; o mundo poderia acabar naquele instante, que não faria a menor diferença para mim. Não sabia como lidar com essa situação. Estudei, pesquisei, vivenciei curas, adquiri saúde, em busca de realizar o sonho de gerar uma nova vida, mas acordei em meio a um pesadelo sem saída.

Quis desistir de tudo, do casamento inclusive, que já vinha com seus altos e baixos — mais baixos do que altos — e para mim já não fazia sentido seguir casada sem perspectiva alguma de dar continuidade à nossa família. No primeiro casamento, não ter relação sexual era perder chances de possivelmente gerar uma vida, perder oportunidades de engravidar, deixar de tentar o tão sonhado bebê; agora, porém, era o inverso: fazer amor e saber que nunca mais teria a chance de engravidar era torturante, penoso demais, então deixar de fazê-lo foi como criar uma defesa, loucura mirabolante da minha mente, não tão brilhante naquele instante. O fato é que entrei em um luto pessoal enorme, revoltei-me, briguei com Deus — que não tem culpa de nada eu sei —, a desilusão me fechou e eu achei por um momento que havia lutado em vão até então, e optei pela solidão.

Acabei me afastando das redes sociais também, pois até aquele ponto eu tinha aprendido a lidar com a endometriose em idade reprodutiva, mas, de repente, o quadro mudou: eu precisava parar para colocar a cabeça no lugar e começar do zero, estudar além de tudo que já havia estudado, pesquisar a respeito da endometriose na menopausa; contudo não há quase nada de material para estudos, nem muitos relatos a respeito, porque infelizmente, numa visão distorcida, a maioria dos médicos acha que a endometriose acaba quando se entra na menopausa, e muitas mulheres acreditam que a cura da doença — que até então é considerada incurável —, é a menopausa, o que é um grande erro.

Depois de quase um mês, resumi esse capítulo da minha vida como alerta:

Durante anos bloqueei minha menstruação com implantes hormonais sintéticos; eu achava que era diferente de tomar anticoncepcional, pois era o que o médico dizia. Não fiz Medicina, eu precisava confiar no meu médico; naquela época não tínhamos a internet com tanta facilidade de informação como agora. Eu trocava o implante a cada seis meses, nesse período era zero dores, vida normal, os efeitos colaterais negativos eram mínimos e suportáveis, então eu achava que tudo bem. Com o tempo, financeiramente ficou pesado, e parei; minha menstruação demorou um ano para descer; o corpo leva tempo para desintoxicar e entender que não há mais nenhum sintético agindo contra a nossa natureza, impedindo a produção natural dos nossos hormônios. No entanto, imediatamente quando desceu, coloquei o DIU Mirena, de valor mais acessível que o implante, pois eu também achava que não podia menstruar. Mais uma vez fui contra a natureza... Foi um ano de tortura, dores insuportáveis; não aguentei, tirei... Que alívio! Nessa época eu já dependia do SUS; a menstruação veio imediatamente após a retirada, e então passei três anos menstruando, tentando engravidar, e nada, as dores chegaram ao nível do incapacitante.

Desesperadamente passei num médico, que me receitou a famosa injeção de Zoladex; minha mãe me alertou: "Não tome isso, pelo amor de Deus! Você vai induzir a menopausa e, pela sua idade, pode nunca mais sair dela". Por erro médico, minha mãe entrou numa menopausa precoce aos quarenta e três anos de idade. Ouvi o sábio conselho dela e fui procurar outra opinião. Tomar anticoncepcional contínuo e usar o Dienogeste, seja de qual laboratório fosse, era unânime entre os médicos, e nos grupos de apoio também. Eu, ainda por ignorância, entrei nessa roubada, e por mais um tempo me envenenei.

Sim, a gente fica perdida, sem saber o que fazer, mas, um pouco tarde, eu confesso, finalmente despertei e dei um basta, cansei de ser podada e mandada. Dizem que a gente muda ou pela dor ou pelo amor, às vezes pelos dois; no meu caso foi a dor que eu não suportava mais e o amor pela própria vontade de viver. Mudei, seguindo por esse caminho que vocês já conhecem.

Mas o corpo é inteligente, passei anos mandando informações de que não menstruar era o certo, e aí, minhas amigas, vou contar para vocês que todos esses anos foram creditados numa conta e inevitavelmente o boleto para pagar chegou, o preço é alto, ficou caro, difícil de arcar... E agora lá vou eu, aos quarenta e três anos também, estudar e pesquisar tudo sobre a endometriose na menopausa, pois ela, precocemente, está batendo aqui na minha porta, porque o meu organismo entende que menstruar é errado e não precisa mais produzir os hormônios necessários para a fertilidade; infelizmente nessa hora o sonho acaba de verdade e a esperança morre, para sempre, porque isso sim é irreversível; então, se você, ainda sonha em ser mãe do ventre, repense seu tratamento, leia a bula, questione, informe-se, estude, pesquise e troque de médico, quantas vezes achar necessário; não se sujeitem a um tratamento que vai contra a natureza do seu organismo — bloquear a menstruação, está longe de ser solução e muito perto de ser um grande problema, cuidado.

Desde sempre imaginei em dar o testemunho, com uma gravidez de sucesso após os quarenta anos de idade e mediante toda superação, finalizando com um parto humanizado maravilhoso, depois de tudo que passei; de repente, porém, eu me vi perdida em meio à menopausa; fiquei arrasada, não faria sentido prosseguir, ali pensei no fim, mas o que eu não imaginava era a repercussão que esse alerta traria, além de todo apoio recebido; pude perceber a importância desse relato para todas que idealizam a gravidez para gerar uma vida. Naquele ponto já não dava mais para voltar atrás de tudo que eu havia começado a fazer e simplesmente parar de transmitir a minha história para ajudar outras pessoas. Portanto, segui.

Com o aumento de seguidoras e a necessidade de atenção aumentando, cada vez eu tinha menos tempo para meus afazeres, ficava todo tempo livre dando interagindo com as meninas, e fui me envolvendo mais e mais nesse projeto que me propus a fazer voluntariamente.

Eu atuava profissionalmente como *Personal trainer* nesse momento, e, ao mesmo tempo em que a demanda desse trabalho crescia, os alunos foram sumindo simultaneamente. Eu vi isso como um sinal, para que realmente eu tivesse mais tempo livre, pois o que eu faço não havia em lugar algum; eu precisava continuar e suprir essa carência, então passei a oferecer uma assessoria e como mentora, ajudar individualmente quem necessita de auxílio e deseja ter uma atenção especial. Como a situação financeira realmente apertou estando eu em casa, sem trabalhar remunerada mente, foi a forma que encontrei de poder continuar. Eu não quero parar de fazer o que eu faço para arrumar um outro emprego que não me permita mais ter tanto tempo disponível para dar seguimento a esse trabalho, então me entreguei de corpo e alma nesse projeto e parti para o empreendedorismo.

Mesmo querendo desistir de tudo para cuidar de mim, sozinha, mais uma vez, nem minha consciência nem meu coração permitiram, eu não tinha esse direito de me voltar ao egoísmo e parar de divulgar todo conhecimento que havia me salvado. Como fechar as portas da esperança de alguém? Não dá! E eu já amava cada vida que me seguia, portanto, mesmo que perdida e triste, enfiei-me de cabeça nessa meta de promover saúde para o mundo e transformar vidas, porque outra coisa que aprendi com meus pais e passo para minha filha é: "Nunca faça com os outros o que você não gostaria que fizessem com você". Simples assim. Ajudar o próximo incansavelmente me ajudou a tirar o foco dessa dor que eu estava sentindo e me fez superar esse luto, para encarar e dar a volta por cima mais uma vez de peito aberto e cabeça erguida. Lá trás me fecharam essa porta e eu não farei isso com ninguém.

A família chegou a me cobrar mais atenção também, escutei várias vezes da minha filha que eu não saio da internet, e, do atual "maridones", que eu precisava ficar mais com a minha família do que acessar as redes sociais. Eu até tentei colocar algumas moderadoras para me ajudar, mas acredito que o tamanho da responsabilidade acabou assustando-as, então eu continuo administrando-as sozinha, não posso parar, não tenho como abrir mão e soltar. Hoje eles entendem a dimensão e a importância desse trabalho, me apoiam e me acompanham. Vamos administrando tudo ao mesmo tempo com muito amor e compreensão, com direito algumas broncas no caminho ainda.

Para amenizar os sintomas da menopausa, como os calores que realmente são cruéis, comecei a experimentar, fazer uso de suplementos e alimentos que aumentam a produção de estrogênios, pois com o Vitex não vi muito resultado; aliás, acredito que ele tenha baixado mais ainda minha produção de estrogênios; como intercalei progesterona natural via vaginal, aconteceu uma alta dela também e acabei desistindo do Vitex. Então, tentei os óleos de prímula e de borragem, mas amenizaram muito sutilmente os sintomas. Eu precisava de algo mais potente; o ideal seria, a meu ver, suplementar estradiol e estriol via transdérmica por um período, mas, se eu não conseguia um médico nem para prescrever progesterona, muito menos eu encontraria um que me desse esses dois estrogênios juntos... Mas que fique claro que eu jamais me suplementaria com eles em outra ocasião, antes da menopausa. Normalmente fazemos dieta anti-estrogênica, mas agora era diferente, uma outra situação, porque nesse momento os estrogênios haviam despencado do meu organismo, eu precisava suprir essa falta sem exceder, buscando tão-somente restabelecer o equilíbrio.

O óleo de prímula, extraído da própria flor, é composto de ácidos graxos essenciais do tipo ômega-6 com propriedades semelhantes às dos hormônios, atenuando os sintomas da TPM, do desequilíbrio hormonal e até mesmo da infertilidade.

O óleo de borragem, também fonte de ômega-6, de propriedades semelhantes, potencializa os efeitos do óleo de prímula.

Ambos são fontes de ômega, que aumenta o estrogênio.

Nada de grandes progressos; com a necessidade, porém, de buscar mais e novos conhecimentos para as endometríacas que me seguem, comecei a buscar profissionais com essa linha de pensamento e tratamentos, para entrevistar em transmissões ao vivo onde é possível interagir com as seguidoras que nos assistem, assim esclareceríamos inúmeras dúvidas ainda existentes e com isso milhões de mulheres que não têm acesso a bons profissionais podem ter no mínimo acesso às boas informações.

Fiz uma entrevista com o Dr. Porrada, que me concedeu um curso em um final de semana, no qual adquiri bastante conhecimento em hormônios, mas não dá para radicalizar da forma que ele propõe; nosso organismo é muito mais para se limitar ao que fora proposto, pois somos alimentação adequada, vitaminas, minerais, emoções, entre outras coisas mais. Nessa longa caminhada aprendi a tirar proveito do que cada profissional tem de melhor para me oferecer; uso o principal, guardo o essencial e o resto descarto. Encerro toda entrevista dizendo: "Usufrua de toda informação com muita sabedoria", e que assim seja.

No final desse curso, que é aberto a pacientes, a modulação é prescrita, porém a receita é retida e enviada direto ao laboratório com o qual ele tem acordo, contrato ou parceria, enfim, o laboratório me retornou na semana seguinte, passando um preço que achei bem salgado e eu não tive condições de arcar com o custo, que incluía envio pelo correio — acima da realidade também. Enfim, sem receita, não pude ter a opção de manipular no lugar de minha confiança, onde cotei o mesmo produto, com a mesma tecnologia e pela metade do valor comparado ao orçamento dele. Nisso, a tentativa de reverter a menopausa precoce com o Dr. Porrada, a qual ele prometia, foi totalmente em vão.

Resolvi então parar com tudo que estava tomando e dar um tempo para o meu corpo. Como o estrogênio estava em baixa, um pequeno período para deixar meu organismo agir por conta própria, imaginei que não faria mal algum, e realmente não fez.

Encontrei também o Dr. Zen, um clínico geral extremamente competente que exerce a medicina integrativa, especialista em medicina chinesa e outras, mas aquela é bem interessante: explica a concentração de energia em alguns órgãos, como o fígado, que canaliza emoções como a raiva, permitindo a formação de coágulos e, por consequência, e não causa, a endometriose, bem como os miomas. Ela envolve algumas terapias como acupuntura — que eu gostaria de fazer, mas não tenho coragem de ficar com um monte de agulhas fincadas em mim; esse meu lado medrosa ainda pega pesado comigo —; também faz uso da fitoterapia, um pouco diferente da nossa, mas tão eficiente quanto, e prioriza a atividade física, além de ser rigorosa em evitar a dieta fria — nada gelado é permitido; eu, que colocava gelo em tudo, parei.

Aí deparei com o Dr. Libertador, extremamente querido e humano; a sintonia foi grande, ele vinha na mesma pegada e tocou na alma, visando a esse olhar de que nutrimos nosso corpo com emoções, sentimentos, visando ao ser como um todo, acrescentando muito valor e informação a tudo que eu vinha fazendo e praticando. Uma pessoa incrível que foi além da medicina tradicional para levar a cura de verdade às pessoas. O real médico que tem pacientes, e não clientes. Presenteou-me com dois cursos ministrados por ele, sensacionais, totalmente enriquecedores, agregando conhecimentos que me fizeram evoluir ainda mais como ser humano.

Sabe que o pé de guerra com minha mãe só passou quando eu mudei minha maneira de enxergar as coisas. Como já mencionei, relatando a minha visão perante o nosso relacionamento, foi realmente libertador esse novo comportamento, que partiu de um entendimento de que eu deveria aceitar não só ela como todos à minha volta, como eles são, e o que me incomodasse nela ou em qualquer outra pessoa deveria ser tratado primeiro em mim, e não nos outros. Aprendi a respeitar a opinião das pessoas e expor meu ponto de vista, sem causar atritos, sabendo me calar na hora certa e falar na apropriada, sem jamais impor nada a ninguém, pois nem sempre enxergamos o mundo do mesmo ângulo, os graus de nossas lentes geralmente são diferentes.

Com isso passei a amar minha mãe como nunca havia amado antes, e a minha mudança a transformou também: ela passou a me ver com outros olhos, me entender e respeitar minhas decisões, além de parar de querer me operar; começou a admirar meu trabalho com orgulho de mãe; hoje é a pessoa que mais me apoia e me incentiva no que eu faço.

Nesse meio tempo, depois de três meses de espera, fui para a consulta no centro especializado em endometriose em São Paulo, mantido por uma universidade; no papel estava o nome do Dr. Chefão, mas não é ele quem atende, infelizmente; fui atendida por uma estagiária, muito atenciosa e bem instruída, que me examinou, anotou tudo o que eu disse e saiu dizendo que consultaria o chefe dela; voltou com a solicitação de uma ressonância magnética de abdômen e pelve, mas como a queixa era a infertilidade, ela incluiu o exame para a verificação das trompas, que ali o SUS cobria. A histerossalpingografia ainda não fiz pela ausência da menstruação, pois tem que fazer o agendamento no terceiro dia do ciclo para ser realizado antes da ovulação, e não houve o que eu dissesse do ciclo irregular com a suposta menopausa que permitisse o agendamento antes; já a ressonância, mais de um ano se passou e ainda não fui chamada também, então o retorno com a equipe do Dr. Chefão para avaliar a situação não aconteceu até o término deste livro.

A essa altura eu já tinha mais do que noção e certeza de que a endometriose ia muito além da ginecologia como já disse. Surpreendi-me, por exemplo, com mais uma abordagem ao conhecer o Dr. Luz, que iluminou mais uma parte do caminho ao explicar que a mastigação unilateral e a respiração pela boca, que ocorre normalmente quando estamos dormindo, compromete o sistema endócrino com uma falta na quantidade de oxigênio, causando uma deficiência na produção hormonal ao longo dos anos; para equalizar isso, ao fazermos a entrevista ele me presenteou com um aparelho chamado respirador bucal, para que eu pudesse testar, comprovar e usufruir dos benefícios, principalmente pela mastigação, que pode levar à compressão de um dos lados, incluindo trompas e ovários, o que afeta todo o ciclo; isso fez muito sentido para mim, tanto que foi difícil me adaptar ao uso, pois minha mandíbula doeu demais no começo, eu não conseguia usar por longos períodos, mas fui insistindo até se alinhar corretamente e só assim pude me dar conta do quanto eu estava torta — sério, não tinha a menor ideia dessa influência.

A primeira coisa boa com o uso dele foi ter parado de roncar de imediato; o atual "maridones" agradeceu — mas agora é necessário fazer um urgente para ele, porque ficou difícil dormir junto no mesmo quarto depois disso, não existe mais uma sinfonia do casal, onde nós dois roncávamos; precisamos urgentemente agora praticar a sintonia do silêncio. Eu passei a dormir melhor respirando bem, mas os roncos dele ganharam uma dimensão muito maior do que antes, despertando-me várias vezes.

Pensamentos em ordem, cabeça no lugar, comecei a consumir um punhado de amendoim por dia e aumentei a ingestão de carne vermelha, que são alimentos ricos em zinco; além disso, passei a usar a progesterona base, que obtive ao ganhar a receita de uma amiga; por catorze dias eu a usava, simulando um ciclo, e nos outros catorze eu consumia mais alimentos que antes evitava, por aumentar o estrogênio, como a ervilha; introduzi a tintura de amora, que também combate os efeitos da menopausa, a Coenzima Q10, que melhora a qualidade dos óvulos e do sêmen — vai que ainda existam alguns ovinhos dentro de mim... Mas o atual "maridones" não quis tomar, disse-me que estava tudo bem com ele, segundo o espermograma feito cinco anos atrás. Enfim, fiz uso do óvulo de copaíba vaginal, que ganhei de uma querida endometríaca carioca quando veio do Rio de Janeiro passar um final de semana aqui em casa; ele diminui a acidez do muco vaginal, facilitando a sobrevida dos espermatozoides lá dentro, entre outras propriedades.

A amora miúra tem vários benefícios medicinais extraídos da folha e comprovados pela ciência médica e farmacêutica, entre eles reduzir os sintomas decorrentes da menopausa — já que uma de suas propriedades é regular os hormônios, principalmente o estrogênio que tem queda brusca nessa fase da vida da mulher —, como os calores excessivos e repentinos, a alteração de humor e a sensibilidade vaginal, além de ser ótima fonte de cálcio, rica em sais minerais, melhorando a saúde dos ossos, que também tendem a enfraquecer a partir desse período feminino.

Coenzima Q10 é produzida naturalmente pelo nosso organismo, encontra-se em maior quantidade especialmente no coração, nos rins e no cérebro. Previne doenças porque oferece proteção às mitocôndrias; produz energia celular, reconstrói células, retarda os efeitos dos radicais livres, fortalecendo o sistema imunológico.

O zinco é um mineral que aumenta indiretamente a progesterona por meio da elevação dos níveis do hormônio folículo estimulante (FSH), que causa ovulação e estimula os ovários a produzir a progesterona.

O óleo-de-copaíba tem ação anti-inflamatória, antisséptica e bactericida; em pesquisa direcionada à endometriose ele se mostrou eficiente ao ser aplicado no colo do útero, onde se apresentou melhora significativa no tecido epitelial com redução de hemorragias, eliminação de cistos e regressão da doença.

Não demorou muito para que eu começasse a ver e sentir os resultados benéficos dessa minha experiência: os calores sumiram e, de repente, um muco tímido surgiu, como a clara de ovo, só que dessa vez esbranquiçado; fotografei-o também e feliz me perguntei: "Será que eu ainda tinha óvulos? Seria uma esperança?" Já soube de alguns casos de mulheres que haviam engravidado nessa transição para a menopausa, então não seria impossível acontecer uma concepção nesse período.

Vou confessar que sou extremamente feliz em ver inúmeras mulheres que estavam desenganadas pelos médicos, com diagnóstico de adenomiose, para tirar o útero, ou mesmo que tinham ouvido, como eu ouvi, que só é possível engravidar com FIV (Fertilização In Vitro), ou ainda as que chegaram a fazer fertilização e se frustraram, ou passaram por abortos recorrentes e algumas ainda serem sentenciadas à histerectomia total e radical, contrariando a medicina e seguindo as mudanças ao estilo de vida proposto por nós, engravidarem, algumas sem sequer esperarem ou almejarem uma gravidez. De fato, venho sendo canal de ajuda para muitas realizarem o sonho da maternidade. É emoção seguida de emoção; participar de tudo isso, vivenciar com elas essa luta e reviravolta na história de cada uma é indescritível. Perdi as contas de quantos arrepios, nós na garganta e lágrimas de emoção derrubei a cada notícia que, graças a Deus, não pára de chegar. Eu sigo me emocionando a cada novo depoimento que aparece, enchendo de esperança cada uma que lê. Amo essa energia positiva que contagia e transborda por todos os lados.

Digo que a endometriose me deu milhares de filhas e muitos netos; são inúmeros os depoimentos de transformação e centenas de bebês nascidos depois de aceitarem esse novo desafio de vida. Em apenas um ano e nove meses de vida nos tornamos o maior grupo de apoio do Brasil, no qual passamos a acolher mulheres com qualquer problema de saúde que envolva o sistema reprodutor feminino, vamos além da endometriose. Claro que o evento merecia uma comemoração, afinal *somos o maior grupo de APOIO a portadoras de endometriose do Brasil.*

Não é porque fui eu que criei, mas é porque é nosso e dessa nossa união. Brotou em nós uma força inigualável. Aqui não há censura, mas há muito respeito, por isso é o melhor e o pioneiro em promover saúde, despertando guerreiras de verdade para lutar e vencer. Batemos o recorde, em menor tempo de existência, justamente porque contagiamos com energia toda nossa vitalidade sem jamais cultuar a doença.

O número de depoimentos positivos é impactante, somos o primeiro a priorizar qualidade de vida; já são mais de mil testemunhos de que é possível viver bem com endometriose, mais de cem grávidas cujo diagnóstico era a condenação à infertilidade. Filhos do nosso protocolo, fruto do nosso trabalho. Mas isso a medicina não estuda, não vira artigo científico. Porque não somos ratas, somos gente de verdade, que se cobaia, sim, e vive a medicina baseada em evidências, de acordo com conhecimento e experiências próprias.

É nessa pegada que a gente vai além, conquistando esse mundão.

Depois disso fomos além não só da endometriose como do país e hoje damos apoio a Angola, Portugal, Moçambique, entre outros países.

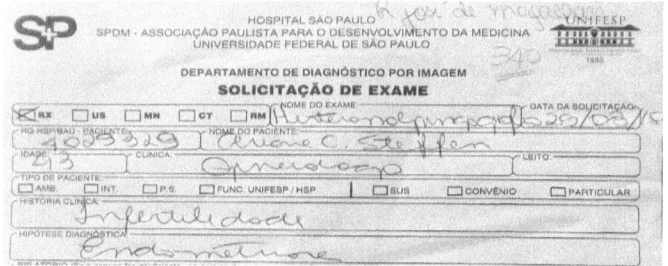

*Pedido da ressonância feito em 29/08/18; até terminar o livro
eu ainda não havia sido chamada*

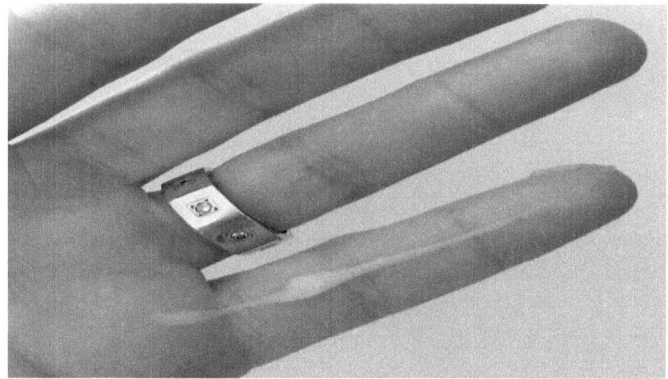

Pedido da histerossalpingografia, que não fiz pela falta do ciclo

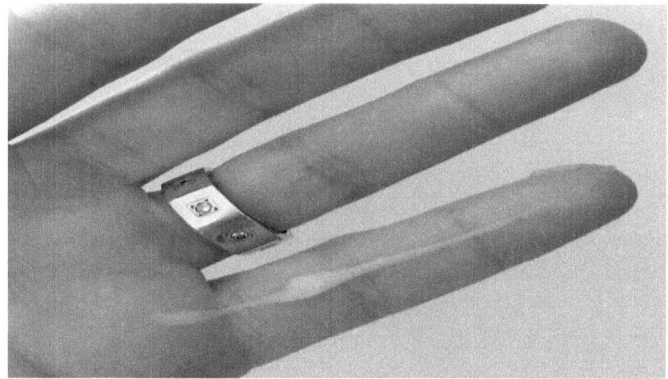

Muco indicativo de ovulação; período fértil será?

Capítulo 16

A atividade física me acompanha desde que me entendo por gente, sempre foi essencial para mim, então de certo modo eu me considerava um tanto quanto saudável. Não ser sedentária provavelmente amenizou piores consequências de outros hábitos meus que passavam longe de ser saudáveis.

Quando pequena, fiz ginástica olímpica, natação, ballet aquático — hoje conhecido como nado sincronizado nos jogos olímpicos —, salto em trampolim, ballet clássico e jazz, não tudo ao mesmo tempo, mas sem pausas; sempre me mantive em constante atividade.

Na adolescência, passei pelo jazz, natação novamente, tênis e aeróbica. A paixão pelos esportes sempre foi grande, tanto que me profissionalizei como *Personal trainer*, porque, de todos eles, a musculação é a base de tudo e pela qual tenho mais amor — além de todos os benefícios que ela oferece, poder esculpir meu próprio corpo é algo incrível e indescritível.

Já na vida adulta eu me mantive na musculação, no tênis e no vôlei, até que a segunda crise de síndrome do pânico começou a dar sinais dentro da quadra de tênis: eu me sentia ofegante, o coração disparava, a mão suava, a boca ficava seca e eu sentia calafrios, mas ainda não tinha ideia do que seriam esses sintomas; como eu treinava diariamente, achei que poderia ser estresse por excesso de atividade física, então dei um tempo nos jogos; mas não era, porque em seguida ela deu início, como já contei, dentro de uma academia: em cima da esteira paralisei ao sentir meu coração disparar, travei e parei com tudo.

Muito tempo depois, e por algum tempo, fiquei naquelas de fazer por um período e parar; foi difícil pegar no tranco novamente, isso só aconteceu de verdade, quando conheci o atual "maridones", que é formado em Educação Física e virou meu *personal* claro.

Quando conheci o atual "maridones", eu estava pesando quase cem quilos, em torno de quarenta acima do peso de quando eu era modelo. Ele, sendo todo "malhadão", incentivou-me a voltar devagar, o que só foi possível depois que tirei o DIU, porque antes disso, com as dores absurdas que esse dispositivo intrauterino me causava, era impossível até de sonhar que estivesse fazendo algum esforço físico: era fazer uma forcinha ou ter relação que pronto, não conseguia nem respirar de tanta dor, quanto mais vir a me exercitar; além do pânico de passar mal, porque a síndrome do pânico ainda estava presente nesse período da minha vida.

Enfim, entramos numa dieta maromba, porque não adianta só malhar, tem que se alimentar adequadamente de acordo com o objetivo, e suplementar. O foco era definição total e ganho de massa magra, além da perda da gordura. Até então eu desconhecia a influência da alimentação na endometriose; passei a consumir whey protein (proteína do soro do leite), caseína (proteína extraída do leite animal), L-carnitina e óleo de cártamo, que tem como uma de suas propriedades acelerar a queima de gordura. Além disso, mexi na alimentação. No fim, o projeto maromba deu muito certo, foi um sucesso: cheguei a pesar setenta quilos, sem ter a menor ideia do que poderia ter sido benéfico e do que poderia ter me prejudicado com relação à endometriose; eu apenas havia feito alguns cursos de nutrição esportiva, desconhecia tudo além até então da tal dieta anti-inflamatória; só depois eu soube que, tirando a L-carnitina, cujos benefícios estão constatados em estudos — melhora a qualidade dos óvulos —, os outros suplementos não tinham benefício algum para uma portadora de endometriose, muito pelo contrário, são todos inflamatórios; sem querer piorei minha condição com a ajuda do DTN-FOL, que eu tomava junto achando que me ajudaria a engravidar — grande ilusão adquirida em fóruns de "tentantes" na internet.

Momentos de magreza duraram até a chegada do hormônio do capeta; em um piscar de olhos, mesmo fazendo academia e me alimentando até que razoavelmente bem, trinta quilos voltaram a me atormentar por quase dois anos e quase quinze evaporaram assim que dei um basta nesse veneno, já os outros mais de quinze, não havia o que fizesse, me perseguiram, por mais um tempo, até eu ter um direcionamento do Dr. Realidade. Mais uma vez, graças a ele, mais catorze foram embora. Para finalizar, atual "maridones" *personal* entrou em ação e eu voltei à velha e boa forma de uma vez por todas. Ao encontrar o Dr. Realidade depois de eu emagrecer, ele me disse: "Fala para o seu marido que eu lhe dei uma nova mulher" — e realmente, de fato deu, não foi só um corpo físico: a segurança, a auto-estima, a alegria e uma luz interior voltaram a brilhar; essa Ariane o atual "maridones" ainda não havia conhecido.

Já a alimentação nunca foi uma coisa muito regrada em minha vida; minha mãe não era do tipo que nos obrigava a comer salada, apesar de ter disponível de vez em quando à mesa; o cardápio sempre foi muito variado, almoço e jantar nunca eram iguais, e nada ficava para o dia seguinte também; mas quando se servia algo de que eu não gostava, havia sempre disponível na cozinha, para fazer de última hora, pão, frios, hambúrguer, bife, frango empanado, croquete, batata para fritar, lasanha pronta, macarrão instantâneo para fazer, enfim, a variedade era grande, e, apesar de minha mãe sempre preparar tudo fresquinho, em todas as refeições ela usava temperos e molhos prontos; outras coisas que não faltavam nunca eram refrigerante, doces variados, chocolates, bolachas, sorvetes, entre outras guloseimas, tudo à hora em que eu bem quisesse.

Já na adolescência, eu vivia de lanches; entre escola e clube, era só comida de lanchonete. Depois que comecei a trabalhar como modelo de prova, fixa em uma fábrica de roupas, mesmo nunca tendo problemas de comer e engordar, entrei na neura, porque no meio de outras modelos eu me destacava por ter bumbum e seios mais volumosos. Passei a fazer uma refeição por dia para não engordar, esse cardápio não era nada saudável por opção minha; raramente eu comia uma fruta; salada, nunca, mas vivia com o refrigerante numa mão e o cigarro na outra, preferia os salgados do que os doces, recusava alguns chocolates, porém nunca dispensei um sorvete, tanto que na minha gestação eu consumia um pote de dois litros por dia, não foi à toa que engordei tanto e tive eclâmpsia.

Água, nem sabia que gosto tinha; nos treinos, eu tomava isotônico, energético ou suco, mas água pura, nem pensar; bebida alcoólica eu só tomava em festas e baladas, porque eu era muito tímida, então bebia para conseguir me soltar e dançar, caso contrário não bebia, enfim, não curtia.

Depois que casei — parte já mencionei — e quando me divorciei, tive algumas secretárias que cozinhavam o básico. Minha despensa parecia prateleira de supermercado, meu freezer só tinha pratos prontos; comíamos muito em restaurantes. Apesar de eu não engordar, minha filha sempre foi acima do peso considerado ideal em toda fase de crescimento; em viagens passávamos meio mês só comendo pizzas e lanches rápidos. Eu nunca senti falta de comida do tipo arroz e feijão, porque não fazia parte do meu cardápio no dia a dia.

A primeira vez que comecei a aumentar o peso de forma incômoda e perceptível, além da gravidez, foi após colocar o implante; antes disso, porém, por conta da minha filha, eu cheguei a contratar um nutricionista bacaninha, que fazia reeducação alimentar para famosas, porque eu precisava ajudá-la e ser-lhe exemplo. Apesar de ela gostar de tudo, comer legumes, saladas e ter um paladar melhor que o meu, eu não comia quase nada disso; então, na esperança de acompanhá-la, segui a dieta dentro do que eu gostava, pois ele tinha uma proposta bem interessante. Era até que simples cortar carboidratos, pesar as proteínas e aumentar a ingestão de gordura boa, a conhecida *Low carb*, mas não se usava esse termo na época. Ele foi à escola dela inclusive, que não tinha nutricionista na época e era onde ela fazia três refeições por ser de período integral. Porém nada adiantou: eu cheguei a emagrecer, mas ela, mesmo fazendo tudo certinho, além de todas as atividades físicas que fazia, não engordou, mas também não emagreceu nada. A tentativa dessa vez de ser uma família saudável caiu por terra.

Voltando a mim, foi preciso chegar a quase cem quilos, casar com o atual "maridones", aprender a cozinhar, para começar a mudar. Só com muito estudo em cima dos alimentos, conhecendo os ingredientes, entendendo as propriedades, além do autoconhecimento, que me possibilitou ter uma percepção sobre os efeitos causados no meu organismo ao ingeri-los, é que eu adquiri consciência do que era errado e certo para mim. Ainda há muito o que mudar, um longo caminho a percorrer, mas já cheguei onde nunca me imaginei estar e tenho orgulho dessa trajetória, porque foi preciso passar pelo errado, sofrer as consequências desse erro, para chegar ao certo e poder usufruir dos benefícios dessa nova colheita, que é ter uma vida saudável de verdade. Foi esse caminho que me capacitou a estender a mão a quem mais precisa de ajuda.

Depois de ouvir a afirmação: *"Eu não sei mais viver sem dor!"* parei para refletir:

Isso é muito sério. A endometriose não causa só infertilidade e dores físicas, ela faz estragos emocionais que, se não forem tratados, podem sim criar uma co–dependência e virar um vício de verdade, como uma droga difícil de largar.

E muitas vezes, pelo vazio da incompreensão, nós nos apegamos ao que está ao nosso alcance e fazemos daquilo a nossa companhia, seja ela um remédio que nem efeito mais faz, seja ela uma dor que acaba te causando uma dependência psíquica.

Vou te confessar que muitas vezes eu me vi criando uma dor de cabeça inexistente, só para ter a desculpa de tomar Dipirona, porque eu estava meio depressiva no momento, e assim que tomava eu me via feliz. Sabe por quê? Porque era mais fácil tomar a pílula mágica do que mudar o que realmente eu precisava mudar; a falsa felicidade do momento me confortava.

Mudar dá trabalho e muitas vezes é doloroso, mas é preciso ter coragem para enfrentar; você pode até ter apoio das pessoas ao seu redor, mas não depende delas, só depende de nós, unicamente e exclusivamente de nós, mais ninguém. Porém, ter o auxílio de uma terapia pode nos fazer compreender e conhecer o nosso eu interior, que até então nós mesmos desconhecíamos.

Infelizmente, vejo muita gente se entregar aos remédios que não curam, entregar-se à mesa de cirurgia que não resolve, entregar-se ao médico que manipula, entregar-se simplesmente porque está *perdida. Então, se ache, procure ajuda profissional se for preciso, mas se ache.*

Ter vontade de morrer por não suportar mais tanta dor, quem nunca pensou nisso? Eu também já — sim sou normal.

Sofri muito, chorei pacas, relutei com meu interior, briguei comigo mesma, mas enfim entendi, aceitei, cresci e encontrei lá dentro de mim a força para mudar pela vontade de vencer e poder gritar para o mundo que eu sou capaz, e, se eu sou, você também é, nós somos, acredite, Deus capacita os escolhidos.

E então as mudanças começaram, sigo praticando o desapego: desapeguei do cigarro, desapeguei do refrigerante, desapeguei dos lanches rápidos — aprendi até a cozinhar —, desapeguei de remédios, desapeguei até do medo de agulhas.

O que eu ganhei com tudo isso?

Uma autoconfiança que estava perdida, uma liberdade que eu desconhecia e uma felicidade que não tem preço que pague, por poder dar testemunho de tudo isso. E, se a cada mil que ler o que escrevo ou me ouvir, ao menos uma for atingida, já valeu a pena.

Vale salientar que na época da adolescência e de modelo eu fazia uma refeição por dia, primeiro porque precisava ficar magra, segundo, porque não tinha paciência para ficar sentada comendo, mastigando — aliás, paciência não era meu forte em várias ocasiões e situações; hoje, porém, tenho uma santa paciência para quase tudo, pelo qual muito admiro inclusive, perto do ser impaciente que eu era, do tipo tolerância zero mesmo. Enfim, voltemos ao assunto do jejum intermitente: que, apesar de passar dezesseis ou vinte e quatro horas, muitas vezes sem comer, não era o certo e nem o que realmente a prática propõe. Passei a fazê-lo com seriedade e conhecimento depois de estudar a respeito e entender realmente a necessidade do meu organismo e como funciona a ação dos alimentos ingeridos nas refeições que antecedem o início do jejum, para que realmente ele seja benéfico e não cause prejuízo algum à minha saúde. Não foi à toa que um cientista japonês ganhou o Prêmio Nobel em Medicina no ano de 2016 por seus estudos em fisiologia da autofagia e reciclagem de lixo celular, os quais têm tudo a ver com o hábito do jejum; disso me veio o entendimento de sua importância, e então adicionei essa prática ao meu novo estilo de vida. Eu me sinto muito melhor, é extremamente benéfico para quem tem doenças inflamatórias crônicas, como é o caso da endometriose.

Outro assunto que não posso deixar de mencionar é a política, a qual sempre evitei, até mesmo por conhecer um lado nada admirável de políticos politicamente incorretos. Quando eu estava com o ex-"namorido", que tinha muitos contatos e se relacionava com alguns desses políticos do alto escalão, eu não me conformava com o que via, sabia, enfim; tampouco procurava saber como a banda tocava em determinadas situações onde certas negociações aconteciam tranquilamente como se fosse normal. Mas, em nome do amor, eu me mantive longe dos tubarões. Passado um tempo, inevitavelmente, mais uma vez a política cruzou o meu caminho e, propositadamente, dessa vez eu quis me aprofundar, por um amor imenso ao trabalho que venho fazendo. Decidi enfrentar e ser voz ativa dentro dela por nós.

Resumindo, sempre cumpri meu papel de cidadã e exerci meu direito ao voto, mesmo desiludida com ela. Meu sonho era ir embora do país, porque achava que aqui não teria mais jeito. Eu tinha vergonha de ser brasileira, em meio a tantas falcatruas, roubos, injustiças, descasos, corrupção e o péssimo jeitinho brasileiro de tirar vantagem, jeitinho esse do qual eu mesmo assumo que já me beneficiei, por ter conhecimento e pedir ajuda para marcação de exames por exemplo — alguns foram atendidos, outros, não —, até mesmo usar o SUS de uma cidade que não era a minha, como já contei. Mas fato é que tudo isso me levou a um peso na consciência, que não me permite mais agir assim, porque o sistema tem que ser igual para todos. Tentar burlar esse sistema me favorecendo da amizade e conhecimento não foi certo, pois como fica o cidadão comum nessa fila furada ou na ocupação de uma vaga? Porque eu seria diferente dos outros, meu senso de justiça gritou comigo mesmo e me repreendeu. Essas injustiças e privilégios têm que ter um fim, para que a saúde seja um direito igual para todos.

Ao me deparar com o SUS, a princípio tive uma boa impressão, até me admirei com o atendimento da minha cidade, mas depois que passei por outras cidades regidas por outras administrações, pude observar o contraste que me chocou muito. Buscando conhecimento do histórico político de cada região, consegui entender a dimensão do que ocorria e da total ligação política X saúde pública. Eu vinha de uma outra realidade, com uma instrução diferenciada, ter um pouco mais de informações em determinados assuntos pelo privilégio de uma outra educação, me deixa ainda mais indignada com o descaso a população mais humilde e as pessoas à minha volta, que se encontram numa classe desfavorável, de certo modo é descriminada pela sociedade, são obrigadas a se sujeitar ao desrespeito e se humilhar para nem sequer conseguir um atendimento digno? Não consigo ver isso calada, preciso agir.

Durante as intermináveis horas de fila nos postinhos, laboratórios ou hospitais, onde quer que eu vá, sou a enxerida e intrometida, assédio as pessoas e procuro ajudar de alguma forma, com conversas, fornecendo informações, etc. O que eu não sei vou procurar saber com os funcionários, médicos, enfim, até recepcionar pacientes e distribuir senhas eu faço, pois nem sempre nos postos há um funcionário para ajudar um idoso, um analfabeto ou um surdo, por exemplo, então me prontifico enquanto espero, distribuindo carinho e atenção, se posso ser útil nesse tempo, sou! Sempre fui uma boa ouvinte e as pessoas, mesmo sem me conhecer, sentem-se à vontade para se abrir comigo; estar diante de qualquer pessoa com essa disponibilidade de saber ouvir é um dom que me pertence, não é preciso fazer psicologia para se colocar no lugar do outro, basta amar o próximo, e eu amo o ser humano, amo a vida das pessoas.

Com todo esse contato nas redes sociais, tudo tomou uma proporção muito maior; dei-me conta do quanto a carência de informação e a falta de auxílio é grande mundo afora, não só no Brasil: temos um número enorme de seguidoras, como já mencionei, em Portugal e Angola, entre outros países, inclusive os de primeiro mundo.

Querer um atendimento digno é o combustível que me dá forças para conquistar maiores proporções; o que eu venho fazendo é um trabalho de formiguinha nas redes sociais, que despertou a leoa que habita em mim, para lutar como gente grande, aliando-me a pessoas que, assim como eu, querem ver o sistema funcionar e também consideram impossível se omitir diante de tão precária situação. Acredito que o fato de ainda não ter conseguido ir embora do país é justamente porque fugir não é solução e o cara lá de cima, com certeza, me capacitou para enfrentar a situação, hoje eu entendo minha missão e amo estar aqui lutando por todas nós!

Não consigo admitir que preciosas vidas se percam pela falta de compaixão. Se gente do bem, honesta, sincera, comprometida e justa, como eu, não se levantar para reverter esse jogo, quem é que vai? Quem já está no poder e exerce ele em causa própria? Não podemos mais permitir isso de forma alguma, isso tem que mudar já, então, por mim, por você, por nós, é que eu, de certa forma me envolvi nesse meio, para fazer a diferença na causa mais nobre de todas, que diz respeito à vida, porque com saúde não se brinca, é preciso ser acessível e estar disponível a quem precise, porque a doença não tem hora para acontecer e a vida precisa prevalecer. E só quem está dentro do problema, envolvido de fato consegue entender as prioridades, necessidades e urgências, exatamente o que tenho feito e vivenciado no SUS: sigo nas filas de consultas, exames, enfrentando a demora, a falta de especialistas, medicamentos, de cobertura, de apoio e o descaso quase que total.

A ressonância magnética, pela qual esperei mais de dois anos na fila para realizar, só foi possível porque ao comentar uma postagem de uma deputada em uma rede social, ela pediu para assessoria dela entrar em contato comigo para fazer o agendamento, e eu só fiz questão de realizar o exame para ter minha cura comprovada, registrada e documentada. Já a ressonância solicitada pelo Hospital São Paulo, da qual continuo na fila de espera, não farei para que a vaga seja ocupada por quem realmente precise. Eu já não necessito mais, graças a Deus, mas vou esperar uma ligação para informar a desistência só para poder contabilizar o tempo.

Por tudo isso também, nesse novo caminho nasceu o sonho de constituir uma ONG sem fins lucrativos, a AVE, Associação VencEndo, direcionada à saúde feminina, cuja missão é acolher mulheres do mundo todo com qualquer problema que afete o sistema reprodutor e não tem condições de arcar com as custas de uma boa consulta médica, com exames mais específicos, com uma cirurgia emergencial, com o tratamento adequado, com uma fertilização quando necessária ou ainda com um apoio jurídico por falta de cobertura dos planos. Enfim, ter como missão garantir atendimento para um tratamento adequado, visando a restabelecer a saúde feminina para que todas tenham qualidade de vida e usufruam dela com dignidade, levando a cura mundo afora. Porém esbarramos na burocracia e esse sonho ainda não saiu do papel e das idas e vindas ao cartório, está parado dentro de uma gaveta, infelizmente, mas não é esse obstáculo que vai me parar!

Seguimos...

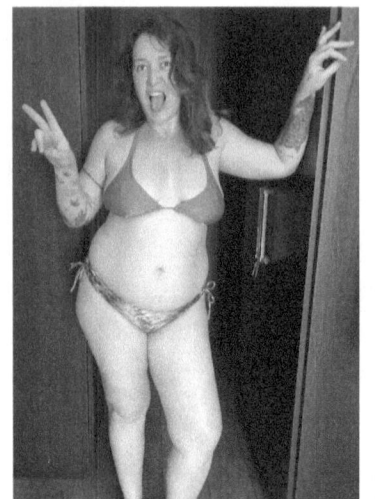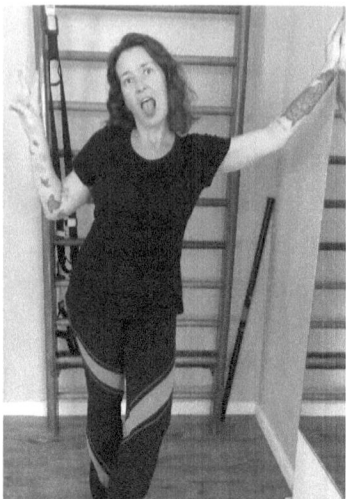

Com o hormônio do capeta e livre dele

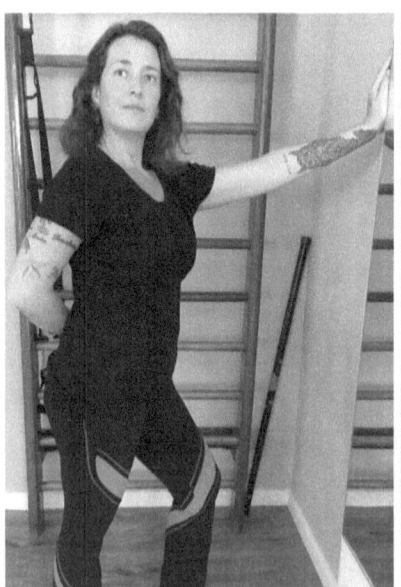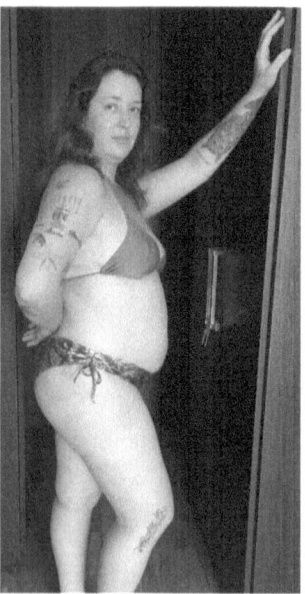

Com suplementos e com fármacos

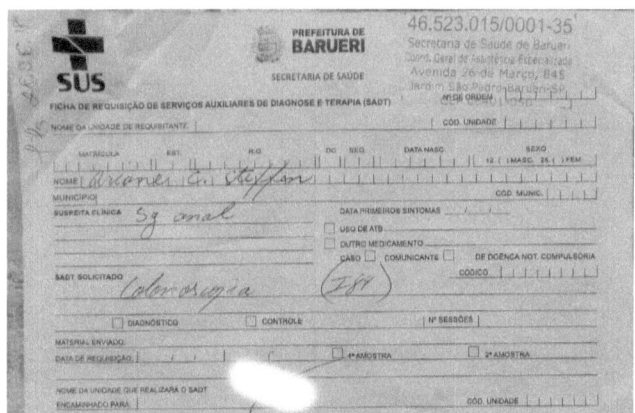

Fila para ultrassonografia simples de mama, desde 25/04/2017,
só foi realizada em 27/04/2019, dois anos e dois dias depois,
por intervenção da assessoria de uma amiga deputada

Fila para a colonoscopia, depois de um e-mail para a ouvidoria;
agendaram o exame para quase seis meses depois, mas não me
passaram o preparo e não pude realizar, portanto sigo na espera

"Garantir um bom atendimento
para o tratamento adequado, visando
restabelecer a saúde feminina para que
todas tenham qualidade de vida e
usufruam dela com muita dignidade"

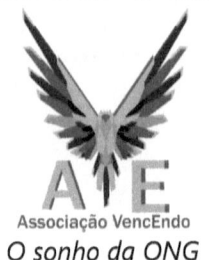

Associação VencEndo

O sonho da ONG

Nome : Sr (a). ARIANE CHRISTINE STEFFEN PELLIS   No.:13820
Médico :Dr.(a)
Data : 11/06/2019

RESSONÂNCIA MAGNÉTICA DA PELVE FEMININA

TÉCNICA
Imagens obtidas em equipamento de 1,5 T, com as técnicas GRE, FSE e suas respectivas variações, ponderadas em T1 e T2, com aquisições multiplanares, sem administração endovenosa do meio de contraste paramagnético. (Exame realizado sem administração do meio de contraste por solicitação da paciente).

ANÁLISE

A bexiga apresenta-se de capacidade habitual, boa distensibilidade, paredes finas e regulares.

Espaço vésico-uterino sem alterações.

Útero de dimensões normais, contornos regulares e com intensidade de sinal característica.

Zona juncional de aspecto habitual.

Endométrio linear e homogêneo, com espessura de 0,6 cm.

Medidas uterinas: 7,6 x 3,9 x 4,1 cm; Volume: 64,4 cm³.

Ovários apresentam-se tópicos, de morfologia, contornos e sinal normais com pequenas formações císticas de aspecto simples apresentando paredes finas com hipersinal nas sequências ponderadas em T2 compatíveis com cistos foliculares medindo até 0,9 cm.

Septo retovaginal, ligamentos útero-sacros e paramétrios sem alterações significativas.

Reto apresentando paredes com espessura e sinal normais.

IMPRESSÃO DIAGNÓSTICA:
- Ressonância magnética de pelve sem alterações significativas dentro do protocolo do exame realizado.

Ressonância magnética realizada em 11/06/2019,
depois de dois anos e quatro meses de espera pelo SUS,
que valeu a pena, **comprovando a cura**

Capítulo 17

Eis que, ao me enxugar, aparece um risco de sangue na toalha. Tive um susto. Perguntei-me: "Como assim, será possível?" Higienizei o coletor e o introduzi; o sangue que escorreu não chegou nem à primeira risca da marcação de sete mililitros; se deu dois, foi muito. Mas será que eu podia considerá-lo uma esperança, ou o fim de um resto que por ventura havia ficado retido? Porque era um sangue grosso e muito escuro, de aspecto terroso; eu nunca tinha visto algo semelhante.

Ao mesmo tempo, a vida me presenteava com um encontro com o Dr. Realidade; o Doutor que me trouxe o despertar para a realidade que me salvou. Depois de conhecer sua linda esposa em um evento, ela me colocou em contato com ele, que me convidou para conhecer um pouco do seu trabalho pessoalmente em um final de semana, no qual eu tive o privilégio de assistir às aulas ministradas por ele, ao vivo e a cores, em um breve momento pude resumir ao mestre minha trajetória e lhe perguntei se ele poderia conceder uma entrevista para ajudar as meninas; fui surpreendida com mais um grande presente: Dr. Realidade disse-me: "Primeiro nós vamos cuidar de você, vou te dar um tratamento completo: você vai emagrecer, desintoxicar e depois que você ficar bem, aí a gente faz a entrevista". Preciso dizer que fiquei muda, sem palavras nem reação? Pois é. A tão desejada progesterona base veio de presente direto da fonte e entregue em mãos, um sonho que virou realidade e se concretizou. A entrevista ainda não aconteceu, mas não desisti de fazer, estou cobrando e espero que um dia aconteça.

O que já não era mais tão sonho assim era o casamento com o atual "maridones". Passamos por uma fase que me bagunçou bastante, não é como o conto de fadas que sempre imaginei ser, sinceramente não sei exatamente em que ponto acordei do sonho e caí na realidade. Desde o começo enfrentamos dificuldades: os ciúmes por parte da minha filha que não aceita a ideia de dividir a mãe com outra pessoa, a não aceitação da família dele pela diferença de classe social que nós temos, e outras mais. Já a minha mãe me surpreendeu pela forma receptiva que o acolheu como membro da família logo de cara. Mil maravilhas mesmo, só entre nós dois, porque nada a nossa volta conspirava muito a nosso favor.

Quando decidimos enfrentar todos para ficarmos juntos, fui conversar com a mãe dele. Declarei-me, disse-lhe que estava chegando para somar, e não subtrair, levei aliança para colocar na frente dela e mostrar a seriedade do que estava por vir; ela, porém, não aceitou, saí de cena de fininho. Já minha filha não aceitava nem conversar comigo, tentar tocar no assunto era o fim do mundo. Meus pais, no entanto, ficaram felizes com as alianças; brindamos com eles e esperamos a poeira baixar seguindo nossos planos. Passada a crise do primeiro impacto, dos dois lados, quando meu apartamento alugou, mesmo a contragosto da mãe dele, ficamos um mês na casa dela até encontrar um lugar para nós nos instalarmos; achei que isso seria uma boa oportunidade para nos aproximarmos, mas conviver comigo e com minha filha ao mesmo tempo, acampadas na casa dela, foi-lhe um pouco demais. Fiquei num momento depressivo, passando a maior parte do tempo fechada dentro do quarto, só saindo para comer e fumar.

Já morando em nosso apartamento, o contato com ela foi mínimo. Sentia-me uma estranha quando nos víamos, eu não ficava nem um pouco à vontade em estar ao lado de alguém que não me queria por perto. Minha filha já aceitava tudo melhor, desde que na frente dela nós não déssemos a mão nem fizéssemos nenhuma demonstração de carinho, que até hoje não é permitido — eu respeito; basta, porém, um deslize para ela virar a cara, ficar brava, fazer bico e me ignorar.

Existe também um fogo cruzado entre o atual "maridones" e a Pihpizinha, o qual persiste até hoje.

Cheguei a achar que eu fosse surtar com isso. Um dia, de um lado ela fala dele, do outro ele fala dela, comentários do tipo: "Sua filha não faz isso", e "Seu marido fez isso". Em alguns momentos eu me sinto mãe de dois filhos; eu digo para ele, que não é filho: "Nessa guerra que vocês estão querendo travar minha filha ganha, não procure competir com ela". Afinal, filhos são para sempre; maridos, nem sempre. Essa situação é a que mais me faz pensar em chutar o pau da barraca, mas aí eu paro e reflito: é fácil sair fora de um problema, mas como seria se eu fosse capaz de enfrentá–lo e o resolvesse? Por isso continuo intermediando a situação e vou tentando não absorver essa energia a ponto de se acumular negativamente, refletindo na minha saúde e no meu bem-estar, porque isso desestabiliza todo meu emocional e desequilibra o organismo geral.

Passados dois anos e meio, quando venceu nosso contrato de locação e tínhamos plano de ir morar na Itália para tirar a cidadania dele, insisti para que fôssemos morar na casa da mãe dele por mais um tempo, até mesmo na intenção de uma nova tentativa de aproximação. Ele, porém, não queria de forma alguma, mas acabou cedendo. Minha filha foi para casa dos meus pais na cidade ao lado, que fica a quinze minutos, onde teria mais privacidade estando com minha família e já ficaria por lá quando viajássemos. Eu fiz tudo o que estava ao meu alcance para conquistar todos da família dele, mas foi em vão até então; dessa vez ele pode sentir na pele o que é ficar no meio de um fogo cruzado — entre eu e a mãe dele —, mesmo que por pouco tempo. Não foi nada fácil esse período.

Na volta da Itália, a bomba explodiu: a tentativa de criar um elo de família faliu e saímos de lá no dia seguinte a um grande estresse; voltamos para o meu apartamento, que havia desalugado, minha filha veio junto, é claro, porque ela também já estava enlouquecendo com as brigas com minha irmã, que tinha ciúmes dela estando com meus pais. Nesse meio todo psicótico e louco — filha com ciúmes da mãe, mãe com ciúmes do filho e tia com ciúmes da sobrinha — ninguém conseguiu se dar conta de quanto o ciúme pode destruir uma relação. No fim nos separamos todos.

Nossa volta para casa não foi tão fácil: ainda trabalhávamos no interior e minha filha fazia a faculdade lá também; pegávamos uma hora e meia de estrada para ir e mais uma hora e meia para voltar, três horas de estrada diariamente; saíamos de casa às oito da manhã e chegávamos à meia-noite, tínhamos no máximo cinco horas de sono por noite e tempo zero para cozinhar, mas era preciso levar almoço e jantar pelo menos para manter o foco, então, eu e o atual "maridones" passávamos o domingo todo na cozinha, preparando as marmitas da semana, era a única solução. Toda mudança gera um novo começo, o atual "maridones" foi o primeiro a conseguir emprego e ficar perto de casa, filhota e eu continuamos na estrada e ficamos nessa rotina por um ano até conseguir transferir a faculdade dela para São Paulo. Eu acabei saindo do emprego, no qual já estava praticamente pagando para trabalhar. Foi um ano bem pesado, puxado e cansativo, mas sem desculpa alguma para desviar-me da meta que era conquistar minha saúde.

Com o atual "maridones", entre os altos e baixos, a balança vivia desequilibrada. Ele é do tipo de homem que abre a porta do carro e dorme de conchinha, embora seja um pouco egoísta e bem egocêntrico também, tem seus defeitos, enfim, assim como eu devo ter vários do ponto de vista dele com certeza. Mas ele é muito cavalheiro, sim, e jamais imaginei encontrar alguém como ele, que me ajudou a ter entendimento de muitas coisas na vida. Por seis anos caminhamos bem juntos e na mesma direção; acredito que acrescentamos muito à vida um do outro, embora vivêssemos entre tapas e beijos — "é ódio, é desejo, é sonho, é ternura..."; ele odeia sertanejo e ama rock, e eu, o oposto, mas trechos dessa música resumiu perfeitamente a situação pela qual passamos juntos.

Sou passível de erro como qualquer ser humano, acredito ter cometido alguns dentro da relação, por exemplo, o de entrar no mundo dele de cabeça, até por certa fragilidade em que eu me encontrava quando nos conhecemos — fora mais fácil ser guiada rumo à vida dele do que voltar para a realidade da minha, na qual, àquele momento, ainda com a síndrome do pânico, eu teria que enfrentar alguns fantasmas para os quais eu não estava preparada, então acabei seguindo na dele. Contudo, quando passei para a próxima fase, superando obstáculos — com a ajuda dele também —, ele não quis me acompanhar, não aceitou entrar no meu mundo. Eu abri mão de tanta coisa, hábitos inclusive, para me adaptar ao seu mundo, mas ele não abriu mão nem de alguns de seus costumes para se manter próximo a mim. Então, em determinado momento repelimos, criei expectativa demais e me frustrei, por minha conta e risco. Eu sei, está certo ele de se posicionar dessa maneira, porque não são duas metades que se unem, e sim dois inteiros que se completam; nós somos incompatíveis na criação, com culturas divergentes, que não se encaixam, temos hábitos e costumes diferentes, a única paixão em comum de fato é a musculação, mas para seguir um casamento é necessário mais que isso, é o que venho buscando para salvar nosso casamento, que eu quero que dê certo mesmo com todas as diferenças.

Respeitando a individualidade de cada um, na intenção de resolver um dos problemas separamos os quartos por um período. Conheço vários casais que são adeptos desse hábito e vivem muito bem. Assim ele ficaria à vontade como gosta: descoberto, com a janela aberta e assistindo aos filmes de terror que ele adora e eu não suporto; já eu, fecho a janela e fico coberta, a cama nem desarruma; posso então ler, escrever de madrugada e me levantar, sem me preocupar em acordá-lo e ele ficar bravo comigo. Pequenos detalhes que deveriam ser irrelevantes mas que acabam desgastando. Essa privacidade a princípio me animou, mas ele não gostou, não entendeu, e as coisas pioraram. Na intenção de que tudo melhorasse, o tiro saiu pela culatra.

Confesso que essa fase do casamento me deixou muito triste; pensar em divórcio e no atual "maridones" indo embora de casa me fez muito mal; meu organismo respondeu a esse desequilíbrio, causado por um misto de sentimentos negativos, com uma queda desenfreada dos meus cabelos novamente. Tive que recorrer à minha fórmula mágica: foi preciso suplementar-me, além de desestressar, para brecar esses efeitos ruins que ainda não me largaram cem por cento, pois o estresse fora grande e não consegui me restabelecer totalmente ainda.

Meu cabelo sempre caía muito, já era sinal de que algo estava errado no meu organismo, mas o clínico geral me jogava para o dermatologista, que me empurrava para a endocrinologista, que me encaminhava para outra dermatologista, e assim ninguém resolvia nada. Fui testando uma dica aqui, outra ali, que as amigas e conhecidas me passavam, até chegou a melhorar um pouco, mas, ainda assim, caía bastante e com o uso dessa última medicação para amenizar os sintomas da endometriose, o Dienogeste, mais uma vez achei que ficaria careca. Então, lá fui eu pesquisar e cheguei a uma fórmula que chamo de "mágica para os cabelos" — embora a sua única mágica seja compor-se de vitaminas, minerais e aminoácidos. Ou seja, os médicos apontam uma única causa ou indicam uma única vitamina ou ainda um único hormônio, quando na verdade rola uma mini-desnutrição no organismo, que é facilmente resolvida com a suplementação adequada. Por isso compus minha própria fórmula.

Eu não encontrava uma solução em permanecer casada; a questão era: como fazer, numa união que deu certo mas tomou rumos opostos, o amor prevalecer? Eis uma questão que foi facilmente solucionada, porque eu sinceramente não estava mais a fim de reprovar nessa prova chamada casamento.

Quando uma amiga simplesmente me disse: "Ariane, eu decido amar minhas filhas todos os dias, todos nós temos problemas, mas eu decido amá-las independentemente deles", aquilo me soou tão pesado... *Ok*, sei que sou eu que determino como vai ser meu dia ao acordar todas as manhãs, se vou ficar feliz ou triste, calma ou estressada, enfim, sentimentos e atitudes mediante coisas simples, a meu ver, mas decidir amar a minha filha, a quem amo incondicionalmente, não é uma decisão, para mim é a única opção, à qual não cabe questionamento algum, mas aquela afirmação me pegou de jeito, martelou na minha cabeça por quase um mês. Então, a peça que faltava dessa matéria chamada casamento, para montar o quebra-cabeça e eu ser aprovada nessa prova, surgiu: com todas as diferenças, eu decidi amar o meu atual "maridones".

Esse trajeto rumo à perfeição desejada, de uma família perfeita, ainda está meio complicado de um lado: minha filha continua achando que o atual "maridones" piorou a sua vida, e ele, que eu mimo e a protejo demais. Segue, no entanto, descomplicando do outro lado, onde agora a família dele me aceita; o que antes parecia impossível já se tornara possível; então há esperança, sempre há, só depende da boa vontade e cooperação de ambas as partes. Eu sigo em conexão e em espírito de oração.

No fim de 2017 ganhei de Natal dez mililitros em um segundo de menstruação. Fiquei em choque, sem saber se comemorava ou aguardava. Havia conseguido trazer ao menos um dia de um possível novo ciclo; corri plena para plantar minha lua que floresceu. Explico por um texto que escrevi inspirada em um vídeo de uma portuguesa que vi no *TEDx* e me fez aprofundar no tema:

"Sobre ser cíclica e plantar a lua"

O endométrio é uma camada cheia de nutrientes que reveste o útero internamente, a qual recebe o óvulo fecundado para grande missão de gerar uma vida. Quando não há concepção, ocorre a descamação do endométrio, eliminando muitos desses nutrientes com o óvulo através da menstruação. Ou seja, nosso sangue tem o poder de tornar a terra fértil e nos conectar com a natureza de forma única, numa dimensão tão profunda, que nós passamos a entender a potência desse sangue e a importância do ciclo.

Nossa conexão vai além: ultrapassa barreiras e nos liga à lua, que, a cada vinte e oito dias, completa seu ciclo, assim como nós. Uma gestação, por exemplo, corresponde a dez fases lunares. Olha que interessante a quê corresponde cada fase:

Menstruação – *Lua Nova, Inverno: tempo de reflexão, ler, silenciar, meditar, estudar.*

Pré-ovulação – *Lua Crescente, Primavera:
período de transição, de renovar, energia em alta,
melhor concentração.*

Ovulação – *Lua Cheia, Verão: momento radiante,
cheio de vitalidade, época de liderar, ter atitude.*

Pré-menstruação, *Lua Minguante – Outono: a
famosa TPM acontece, hora propícia de fazer a poda,
limpar, reciclar.*

*Consegue entender que somos natureza e
ciência, que a transformação ocorre na terra, no céu e
em nós? Veja a importância de se conectar e do
autoconhecimento. Diante dessa consciência que tal
plantar sua lua, fertilizando a terra?*

*Todo sangue coletado pode ser colocado direto
na terra, em qualquer local que quiser, ou ainda pode
ser armazenado num recipiente de vidro, diluído em
50% de água filtrada, para regar as flores em casa
mesmo ou a de sua preferência, mas uma boa sugestão
é plantar em um vaso com a artemísia, que foi o
ramalhete ofertado à Ártemis, deusa da Lua, da caça,
do parto, da virgindade e protetora das meninas, cujo
nome, de origem grega, significa perfeição.*

*Espero que essa antiga tradição se torne um
ritual sagrado e lhe traga a cura interior, numa troca
de energia e gratidão em que os benefícios são colhidos*

quase que imediatamente: a cólica diminui, o fluxo sanguíneo ameniza e o ciclo regula. Experimente.

No tratamento com o Dr. Realidade. Eu estava desintoxicando e desinflamando meu organismo — a gordura também é considerada uma inflamação. A melhora foi rápida, perceptível e visível; esses resultados me animaram muito; eu emagreci e deixei para trás os outros quilos que me perseguiam desde que usei as bombas hormonais sintéticas. Voltar a entrar em uma calça jeans depois de séculos, sim, para mim não foram alguns anos, esse tempo teve a dimensão de uma eternidade. Enfim, eu era eu, fisicamente de novo, mas com novos hábitos, com muita saúde e mais sabedoria.

No vigésimo sétimo dia, um antes de fechar o ciclo de vinte e oito, minha menstruação voltou a reinar: quatro dias de um sangue lindo, vermelho, sem coágulos, sem cólica, sem sentir nada além de felicidade; fiquei radiante, e o vazio voltou a ser preenchido com a plenitude do ciclo sagrado feminino. Simplesmente, ajoelhei e agradeci.

Mas o desejo de ser mãe novamente estava recolhido, ainda não sabia o que fazer com o retorno do símbolo da renovação da fertilidade, pela situação da incerteza do casamento — fora bem no auge em que tudo se encaminhava para o divórcio —; também pela desilusão de tantas tentativas frustradas e a falta de colaboração do atual "maridones", que antes se negava a fazer a suplementação e dieta comigo. É fato que o casal que quer engravidar deve se cuidar e se preparar junto, pois a saúde do espermatozoide é tão importante quanto a do óvulo.

Uma vez rolou o seguinte questionamento:

— Mas tanta gente engravida sem fazer nada disso, por que eu tenho que fazer?

— Porque eu sou diferente, não sou todo mundo. Você não pode fazer isso para me ajudar?

— Mas eu já fiz, lembra que você até me dava essas coisas aí... Se já não deu certo àquela vez, não vai mudar.

— Só que eu não me cuidava tão bem ainda como agora, eu estava só começando. Agora, é diferente.

— Posso até tomar o que você quiser, mas não vou ficar sem minha pizza de final de semana.

O glúten diminui a mobilidade do esperma, segundo alguns estudos.

— Então deixa para lá, não vai ficar sem pizza nem o computador em cima do pinto.

Ele fica com o *notebook* no colo; o aquecimento da máquina, além das ondas que emitem, matam os espermatozoides. A todo momento o faço lembrar de tirar, mas ele sempre diz: "Ah!, eu esqueço". Ou seja, eu, na minha cabeça, estava lutando sozinha mais uma vez em um casamento diferente do primeiro para ser mãe sozinha novamente; nesse pouco mais de um ano de menopausa, trabalhando a negação para chegar à aceitação, desisti de lutar, me recolhi e me entristeci.

Ainda numa outra conversa ele me disse:

— Você acha mesmo que o fato de você não conseguir engravidar é físico, que se eu parar de comer o que você diz vai resolver?

— Eu ainda não sei qual é o problema, mas ao menos eu vou poder dizer que tudo o que realmente depende de mim e estava ao meu alcance foi feito.

— Então tá, de quanto tempo você precisa?

— Sei lá, uns três meses talvez.

— Beleza, vamos ver, então... Por três meses vou fazer tudo o que você quiser, pode me falar tudo o que você quer que eu tome e coma.

Soou-me um desafio, como se a intenção fosse provar que o problema era eu. Não quis mais aceitar. Por um tempo o assunto morreu, até reatarmos o casamento e voltarmos a dormir no mesmo quarto. Naturalmente, o assunto ressurgiu, mas há uma certa resistência e isso tem me machucado.

Então, para as tentantes, deixo um recado:

Dificuldade para engravidar é uma coisa, infertilidade é outra. Mas vamos ao que interessa. Quer engravidar? Promova saúde! Simples assim.

Independentemente do diagnóstico, é necessário preparar o "terreno" antes de plantar a semente para florescer. Certo? O nosso corpo é igual. Restabelecer o equilíbrio do organismo naturalmente é o primeiro passo. Por que não consegue engravidar? Porque falta saúde para o casal, em sua grande maioria. Se você se masturbar sozinha de um lado e seu "maridones" sozinho de outro, é possível conceber uma gravidez? Não. Então, por que a dieta e a suplementação você acha que tem que fazer sozinha? Porque você tem endometriose e o espermograma do "maridones" deu um bom resultado? Grande engano!

E você, que já tem um problema como a endometriose, a qual dificulta a concepção, continua comendo pizza e pão com o "maridones"? Desculpa, mas pelo visto a vontade de comer é maior que a vontade de ter um bebê. Escolhas e consequências, simples assim. Sabia que o excesso de álcool achata e murcha o espermatozoide? Mas borá lá beber umas biritas para afogar as mágoas da infertilidade, em vez de abrir mão delas para poder brindar uma nova vida... Qual vai ser a sua prioridade? Pode escolher.

A nossa acidez pode assassinar os espermatozoides também. Sabia disso? Mas o médico pode solicitar um exame específico para verificar, e a solução é simples, na qual entram alimentação, algumas receitas caseiras e lubrificantes especiais. Alguns erros grotescos, mencionados em capítulos anteriores, são o excesso de ácido fólico e a deficiência de Vita D3. "Prestenção!"

Tem trombofilia? Não sabe, não investigou, mas quer engravidar ou já teve aborto? É simples:

pycnogenol eu já te apresentei — muito prazer; outra dica fácil é fazer drenagem linfática, e ingerir bastante água diariamente. Simples, né não? Mas você não bebe água? Como alguém consegue viver no deserto ou sobreviver em terra seca? Impossível, tem que regar a semente para florescer, então borá lá e regue a vida.

Vale lembrar que ninguém engravida parada, tem que haver um movimento. Certo? Então, nada de sedentarismo, mexam-se juntos, atividade física é fundamental.

Melhorar a qualidade tanto dos óvulos quanto dos espermatozoides é primordial, e se o anti-mulleriano e o espermograma deram baixos, sem problemas, pois os antioxidantes naturais funcionam muito bem.

Ansiedade de tentante é outra coisa de louco, né? Mas nada que uma boa acupuntura, um chazinho de valeriana com camomila e algumas gotinhas de óleo essencial de lavanda no travesseiro antes de dormir não resolvam. Fica tranquila.

Desespero por conta da idade, relaxa, já disse que é outro fator mito, porque se há qualidade de vida e óvulos, amiga, basta um bom espermatozoide para gerar uma vida sem problema algum.

Feito tudo isso, engravidou? Tem sim, em sua grande maioria, que suplementar a progesterona natural via vagina até o final do primeiro trimestre, para diminuir o risco de aborto. Então, fica esperta e procure um médico fora da caixinha para te auxiliar com responsabilidade.

Sim, casal engravida junto, faz dieta junto, suplementa junto e faz amor junto, não por telepatia.

A infertilidade não mais tem relação com a endometriose, isso é fato, pois esta eu venci e não há mais manifestação nenhuma da doença em meu organismo. Seria mesmo algo espiritual como o atual "maridones" insinuou? Esse mesmo lado espiritual poderia explicar por que ele não teve nenhum filho ainda. Acredito, do meu lado, ter muito mais a ver com a menopausa, a falta de óvulos, enfim, fiz uma entrevista com o Dr. Vida, que disse que a mulher tem prazo de validade, pois os óvulos vencem, acabam, porém que nada impedia de eu gerar uma vida com a doação de um óvulo, caso realmente eu não tivesse mais nada em meu estoque — só um anti-mulleriano (exame que verifica a reserva ovariana) poderia me dizer, mas o atual "maridones" relutou perante essa possibilidade. Dr. Vida disse ainda que me ajudaria no que fosse preciso quando eu quisesse. Então, essa história não termina aqui, ela terá novos lindos capítulos a serem escritos em um futuro próximo, eu creio.

Eu teria mais quantos filhos fossem possíveis, mesmo com todos os meus lindos fios brancos e já sendo avó de coração de milhares de crianças espalhadas por esse mundão afora, que sonho em conhecer um dia, abraçar e pegar no colo, cada vidinha que de alguma forma colaborei, por intermédio do cara lá de cima, para que viesse ao mundo.

Com novos projetos em mente, rumo à concretização por meio de intenso trabalho, o sonho de ser mãe está guardadinho, e a idade não me preocupa nem um pouco. Há saúde, há esperança, há chances, há qualidade de vida e há o Dr. Vida, então, ninguém me dirá o contrário, sabe por quê?

Quando ouvimos rádio e não gostamos da música que está tocando, não trocamos de estação? Então, por que não trocar os pensamentos ruins quando vêm à cabeça?

Quando vamos ao shopping comprar roupas, sapatos, e não gostamos de uma loja, procuramos outra até achar uma bacana, certo? Então, por que não fazer isso com os consultórios médicos dos quais não gostamos do atendimento?

Quando estamos conversando qualquer assunto numa roda de amigos e não concordamos com as opiniões, debatemos e expomos a nossa, correto? Então, por que não questionamos dentro das consultas médicas?

Quando temos prova, não enfiamos a cara nos livros e estudamos para tirar uma boa nota? Então, por que não pesquisar e estudar a doença que nos acomete?

Quando alguém nos oferece um prato que não gostamos, recusamos, certo? Então, por que aceitar um diagnóstico que não nos agrada?

Portanto, permitir alguém dizer que já passou da idade, que é arriscado ou que é difícil, está fora de cogitação. Tomei para a minha vida a seguinte frase, da qual desconheço a autoria: *"Se for difícil, eu faço agora, se for impossível, me dê mais cinco minutos"*. E ponto, missão dada, missão cumprida, ainda mais se for para realizar um sonho, seja meu, seja de alguém para quem eu possa colaborar.

Fato, vou correr atrás!

Capítulo 18

Resumindo, a endometriose se manifestou silenciosamente, em consequência de algo que não estava indo tão bem no meu organismo, entre hábitos e emoções. No meu caso não há nada de genético nisso, sou a única portadora de endometriose de uma grande família; sendo "assintomática" — entre aspas, já que o fato de não conseguir engravidar lá atrás era um sintoma, porém sem dor, que só me veio após a cesariana — o seu diagnóstico demorou: do início até ele foram longos doze anos, nesse período vieram os tratamentos que não trataram, que me deram a ilusão de estar bem, mas que na realidade mascararam por vezes a progressão da doença, até chegar ao nível insuportável e incapacitante da dor, a ponto de me fazer desistir de viver. Foi quando me despertei e mesmo sem forças me obriguei a levantar e lutar.

Comecei pela alimentação, caminhei pelas emoções até chegar ao físico; foi preciso mudar todo um conjunto para enxergar a solução. Todo problema cai numa equação que tem como resolver, nós só precisamos achar a fórmula para solucionar.

O corpo me mandava sinais de que era preciso desacelerar, respirar, meditar, conectar-me. Sentindo essa necessidade, inscrevi-me no Yoga uma vez, mas não consegui seguir na prática — ainda era muito pilhada do tipo ligada no duzentos e vinte. Mas persisti em ao menos desacelerar, respirar e meditar. Venho progredindo e evoluindo nesses três quesitos que caminham juntos, respeitando meu limite, dentro do meu tempo. O processo de cura não é linear e eu me mantenho pulsando graças a Deus.

Em busca de melhorar o pH do meu organismo, abri mão de muita coisa e sigo praticando o desapego, porque não acaba aqui, a palavra descuidar não faz parte do vocabulário de uma portadora de endometriose; o cuidado é para sempre e o jeito "endometríaca" de ser saudável é um estilo de vida incrível; agradeço a tudo que passei e a todo entendimento e clareza que iluminaram meu caminho me fazendo essa pessoa tão melhor que hoje sou, com um longo caminho ainda a percorrer, mas com muito mais sabedoria para seguir com a garra e determinação de quem sabe onde quer chegar.

Entendo que foi preciso trilhar esse trajeto e consigo ver agora que algumas ocorrências poderiam ser evitadas se lá atrás eu tivesse o conhecimento de hoje, como o da eclâmpsia, que me roubou o sonho de fazer um parto natural humanizado, por consequência dos meus próprios atos, que me levaram à cesariana que desencadeou toda essa luta. Contudo, se não fosse por ela, eu seguiria assintomática e provavelmente hoje não estaria aqui contando essa minha caminhada a vocês.

No meio desse caminho tropecei várias vezes, caí algumas outras, mas todas as quedas me impulsionaram para cima como um trampolim. Numas o levantar foi mais rápido que em outras. O coração, porém, não parou de bater, o pulsar é um sinal vital, ora acelerado, ora relaxado, e assim, nesses ritmos, como o riscar de um eletrocardiograma que mostra altos e baixos, é nossa vida, que quando se depara com o percurso linear, acaba e tudo depende de como lidamos com ela; se eu consegui, por vezes, sair do fundo do poço, você também consegue e eu estou aqui estendendo minha mão caso precise de ajuda, porque sei que nessa luta estar sozinha é desesperador, e, antes que se afunde, não tenha vergonha de pedir socorro e não se sujeite a qualquer tipo de tratamento, pois somos as maiores interessadas em nós mesmas — repito isso sempre. Então estude o assunto e chegue munida de informação a qualquer consulta médica, para não cair no círculo vicioso de remédios que apenas remediam. Não estou dizendo que é errado apelar ao uso deles, apenas mostro que é possível viver sem essa

dependência química, basta querer. **Responda:** Você,
vai ficar remediando sua cura até quando?

A indústria farmacêutica cria drogas que tratam
os sintomas, mascarando a doença, causando outros
problemas, os quais são desencadeados pelos efeitos
colaterais que, por um acaso, estão descritos na bula.
Pois é, as drogas são liberadas, enquanto a cura é
proibida. Essas drogas que nos prescrevem vêm com
um manual de instrução, de como usar e do passo a
passo de como vai ser se usarmos. Sim, está tudo
descrito nela, mas sabe o que acontece? Infelizmente
nós a fechamos os olhos para lê-la! É por isso que eu
sigo na campanha: abra o olho, LEIA A BULA.

Ok, seu médico te passou e você acha que ele é
o máximo — é claro, ele também acha isso, foi o que
ele aprendeu na faculdade de medicina. Mas lá
realmente se ensina a medicar, e não a tratar a causa
da doença — acredite se quiser, é uma realidade. Ele
ainda se acha importante por se atualizar em
congressos pelo mundo, e você continua achando que
ele é o máximo. Esses mesmos congressos são
patrocinados por essa mesma indústria que gera
bilhões, apoiada pela indústria alimentícia, que é outra
vilã dessa máfia toda, mas ainda há gente que
continua achando que o leite sem lactose faz bem e o
pãozinho integral é saudável... Beleza, então, a escolha
é livre e o choro pode ser uma triste consequência.

Nós não podemos impor nada a ninguém, mas podemos alertar para despertar a realidade de quem quiser enxergar. Fui por anos escrava desse círculo vicioso que me foi imposto, por prescrições que vieram de médicos renomados, importantes, considerados especialistas — especialistas em nos manter doentes, isso sim; infelizmente, especialistas em beneficiar os colegas de profissão, com certeza, porque o "remedinho" que ele prescreve aqui dá um probleminha ali, aí te encaminha para outra especialidade e, quando as pessoas se dão conta, já têm além da doença inicial mais três de brinde. Tim tim!

Dizem que de médico e louco todo mundo tem um pouco. Eu realmente não sou médica, porém me tornei especialista na saúde feminina a qual não diz respeito a medicina, bastou ter bom senso e conhecimento, que um eu tenho e o segundo adquiri por interesse próprio em primeiro lugar. Não é à toa que o Endometriose Sem Censura é referência no país e fora dele, pois assim como transformei a minha vida, quem se permite mudar tem feito igual e trilhado o mesmo caminho, caminho esse que não precisa de prescrição.

Na escola da vida deixei a timidez para OUSAR, deixei de odiar para AMAR, deixei de destruir para CRIAR, deixei de desistir para PERSEVERAR, deixei de difamar para GLORIFICAR, deixei de invejar para ADMIRAR, deixei de apodrecer para AMADURECER, deixei de amaldiçoar para ENALTECER, deixei de chorar para SORRIR, deixei de lamentar para AGIR, deixei de ferir para CURAR, deixei de morrer para VIVER.

Nos três marcos vividos e decisivos, resumo em uma palavra cada um: Pós-Israel = AMOR, Pós-Pânico = LIBERDADE, Pós-"Enta" = VIDA.

Atual "maridones", quando eu lhe dizia: "Eu não consigo", ele me dizia: "Não é que você não consegue, você não quer, porque quando você quiser, você vai conseguir". Então eu lhe dizia: "Mas eu tento", e ele me respondia: "Então pare de tentar e consiga". Foi aí que eu CONSEGUI.

Quanto aos agradecimentos que normalmente vêm no início dos livros, os meus eu faço agora, antes mesmo do final, porque é preciso entender o caminho para compreender a gratidão.

Agradeço primeiramente a Deus, por todas as lutas e vitórias, que me capacitaram a fazer esse trabalho, resgatando pessoas e sendo um canal de transformação para outras vidas.

Agradeço por todos os tropeços, todos os obstáculos, todas as dificuldades, todos os problemas; sem eles o levantar não seria possível, o próximo passo não teria acontecido, a superação não existiria e a vitória não poderia ser comemorada e passada adiante.

Agradeço aos meus pais, que me deram a vida, concederam-me educação, ensinaram-me a lutar pelos meus ideais e me mostraram as diversas possibilidades dos caminhos a seguir com todo apoio necessário sempre.

Agradeço à minha filha, que trouxe ao mundo consigo mesma a mãe guerreira que me tornei; ensinou-me a amar incondicionalmente; ela é a razão de eu querer ser uma pessoa cada dia melhor para ser o melhor exemplo para ela nessa vida.

Agradeço ao atual "maridones" pelo incentivo à escrita do livro, por toda paciência e impaciência também, que me permitiram a calma e a pressa necessárias para finalizar esse projeto e dar continuidade a outros nessa mesma causa.

Agradeço a todos os médicos que me tiveram como cliente e cultuaram a doença em mim, remediando meus problemas até que eu tivesse maturidade suficiente para buscar minha própria cura.

Agradeço a todos os doutores que têm pacientes, promovem a saúde de verdade e me mostraram a existência da luz no fim do túnel, que eu não imaginava existir e nem ser tão simples e acessível como é.

Agradeço a todas as endometríacas e amigas que passaram e chegam somando pelo meu caminho e, nessa mesma pegada, colaboraram para que o Endometriose sem Censura se tornasse o sucesso que é, e seguem contagiando com essa sede de viver, transformando o mundo.

Agradeço ao meu primo e tio Olavo de Carvalho, grande escritor, filósofo e inspirador, que, com sua inigualável inteligência e vasta sabedoria, apoia-me neste projeto.

Agradeço ao meu tio-avô Edgard Steffen, grande médico pediatra, escritor e historiador, que escreveu o livro "Os Steffen", a saga da família da qual é uma honra fazer parte; e ao meu primo Edgard Junior, grande apoiador e incentivador que me apresentou os bastidores dos escritores.

Agradeço por existirem pessoas melhores do que eu, nas quais eu me espelho, pessoas que me ensinam a ser cada vez melhor e que nesse crescimento eu possa vir a ser inspiração também, sendo possível assim puxarmos umas às outras para cima e seguir evoluindo.

Agradeço mais uma vez e sempre por toda força que me guia, por toda luz que me ilumina, ao Pai nosso que está no céu e no comando de tudo. Desejo que os que estão comigo, possam ver a sua natureza divina. Amém.

Com muita gratidão no coração, cheguei à remissão da endometriose e da adenomiose sem nenhuma cirurgia. Explico por que fugi de todos os cirurgiões que encontrei nesse caminho:

Cirurgia por excisão remove todas as aderências e focos causados pela endometriose, sendo possível fazer uma biópsia do material coletado por videolaparoscopia, ou seja, esse método, realizado por especialistas, elimina as raízes interna do problema, mas não remove o gatilho que desenvolveu o problema, o qual tem raízes externas.

Cirurgia por ablação, a mais comum, feita por qualquer ginecologista cirurgião, também por videolaparoscopia, ou aberta como as cesarianas, apenas queimam os focos visíveis, abrem caminho das aderências possíveis, impossibilitando a biópsia, não faz remoção total dos focos e deixa partes de difícil acesso aderidas, além de resíduos que futuramente voltarão a aderir tudo à sua volta. Nesse método ficam as raízes internas e o gatilho do problema também.

Então vamos ao raciocínio lógico da questão: o que ocorre para haver endometriose?
Problema imunológico, predominância estrogênica, deficiência de progesterona, processo inflamatório, desequilíbrio do organismo, enfim...
Cirurgia, por mais que limpe TODOS os focos, trata os problemas acima citados? NÃO!
O que desencadeou os problemas que levaram o organismo a desenvolver endometriose, endometriomas, adenomiose, miomas, SOP, cistos e similares?

Possivelmente algum fator emocional, estilo de vida, um trauma, uma influência genética, etc... Você pode até não saber, mas te pergunto: cirurgia resolve esses fatores? Não!

Então, pode operar com o cirurgião top das galáxias, por videolaparoscopia minimamente invasiva ou cirurgia aberta, não importa, a endometriose pode demorar anos para voltar, assim como levou anos, depois da primeira menstruação, para surgir e ter o diagnóstico concreto, mas se nada mencionado acima for resolvido, esquece, vai voltar um dia, sim. O primeiro caso relatado de volta da endometriose foi feito no ano de 2017, após o melhor método cirúrgico usado, em que a cura havia sido declarada em 2008, mas voltou nove anos depois. Endometriose não tem cura, mas tem remissão sim, e esta parte só depende de nós, de mais ninguém, ponto final.

Exemplo: uma pessoa aos quarenta anos, levando uma vida estressada, alimentando-se mal, sendo sedentária, com hábitos ruins, acaba sofrendo um ataque cardíaco, mas foi socorrida a tempo, fez safena, mamária, ficou com o coração remendado, mas, considerado novinho em folha, volta à mesma rotina e hábitos de antes... Vai ficar com o coração lindo assim para sempre? Infelizmente, não! Se levou vinte anos de acúmulos errados para o coração reclamar, pode contar que daqui a uns vinte anos, se nada mudar, aos sessenta anos, ou bem antes até —

*porque a reincidência é antecipada normalmente —
um outro ataque virá certamente.*

*Lembrando que toda cirurgia invasiva, mesmo
que minimamente, possibilita o aparecimento de
novas aderências, e a falta de cuidado com ou sem
cirurgia e tratamento inadequado pode levar a
infiltrações, que em casos mais graves comprometem
a função vital dos órgãos afetados, além de comprimir
nervos que levam a dores que chegam ao nível
considerado incapacitante, pondo a vida em risco.
Então, cuidado, não se descuide.*

Simplificando:
*Cirurgia por OPÇÃO do paciente, SIM; por
IMPOSIÇÃO do médico, JAMAIS; em casos de
emergências em que há RISCO de vida, SEMPRE!*

Por isso sempre digo que a cura depende
muito mais de nós do que de qualquer médico,
remédio ou cirurgia; até porque, se existisse uma
pílula mágica que curasse e você não se der ao
trabalho de pegar e engolir, nada também aconteceria
certo, porque até isso depende de uma atitude sua.
Portanto se ame, cuide-se e encontre um bom
profissional para te acompanhar, que vibre essa
energia positiva na sintonia da vida. Esses anjos
existem, acredite.

Capítulo 19

Quando corpo e mente estão saudáveis, na mesma sintonia, a doença não sobrevive, mas esse entendimento só aconteceu quando parei de olhar para o problema e foquei na busca da solução, quando parei de pensar no que eu não queria e comecei a almejar o que eu realmente gostaria, trocando o negativo pelo positivo. Algumas endometríacas às vezes me falam: "Queria ter te conhecido antes", e eu simplesmente respondo: "Foi na hora certa. Se fosse antes, talvez você me chamasse de louca". Foi preciso passar por tudo o que eu passei, os erros foram meus degraus para cima, os tropeços me fizeram subir a rampa de acesso até aqui. Eu agradeço por problema superado e por dificuldade passada, que construíram essa Ariane que entendeu que veio ao mundo para agregar valor, para acrescentar algo por onde passar e fazer a diferença na vida de muitos.

Há quem me pergunte porque eu faço tudo isso. Eu respondo com outra pergunta:

— De que vale todo conhecimento, se não podemos passar adiante?

Essa é minha forma de amar ao próximo como a mim mesma.

Alguns ainda me chamam de louca, mas nessa loucura consciente eu sigo curada, transformando o que eu puder a minha volta. O que pensam ou deixam de pensar não é problema meu, não vivo de pensamentos externos, são os meus mais íntimos que me edificam. Dentro dos desafios que me movem, a competição é única e exclusivamente comigo mesma; superar-me superar a cada dia é o segredo. Parei de me preocupar com o que vão achar ou deixar de achar de mim faz muitos anos, em mais uma libertação, na certeza de saber que no fim é tudo entre eu e o Criador, e a reciprocidade do amor que nos aproxima cada vez mais. Sigo amando o amor de sobra que Ele me deu.

Vejo muita gente falando e questionando por aí, entre médicos, pacientes e pessoas incrédulas, que não há artigos científicos, estudos ou quaisquer evidências, quando na verdade o que importa mesmo é o que funciona na medicina vivenciada na prática, que acaba não virando estatística por falta de interesse das indústrias que patrocinam tais estudos, que muitas vezes se resumem a um número limitado de pessoas que não somam uma centena, nem tão pouco um milheiro, mas só diante de quem me segue há depoimentos e testemunhos suficientes que provam e comprovam essa nossa realidade dita como sendo uma cura proibida, como diz o Dr. Realidade, mas isso é assunto para o próximo livro:

"O caminho percorrido...

...por endometríacas"

E o que é ser uma endometríaca? Explico o termo criado por mim em fevereiro de 2018 como uma denominação para todas as mulheres que têm um endométrio independente de qual problema ou doença que afete o sistema reprodutor feminino.

Existem as celíacas, as diabéticas e nós, as ENDOMETRÍACAS!

Ao receber o diagnóstico de uma doença, seja ela qual for, o primeiro impacto é grande, não é fácil para ninguém ouvir que tem um problema de saúde, ainda mais com restrições alimentares. É difícil um celíaco aceitar que não pode comer glúten e um diabético saber que vai ficar sem um docinho. Não é legal e nós também não somos diferentes. Pois é, na condição de ENDOMETRÍACA, temos nossas restrições, apesar de muitos médicos nem sequer mencionarem isso, sei lá por qual motivo, razão ou circunstância. Mas é fato consumado que temos que cortar o mal pela raiz, começando pelo que ingerimos na nossa alimentação, e ponto final.

É confuso a princípio? É. Parece difícil? Sim. Injusto até? Não, injusto seria se não tivéssemos opção, e, nesse caso, existem duas: revoltar-se e se entregar ou se levantar e lutar. Então, como diz minha filha, aceita que dói menos e agradeça a oportunidade de mudar; enxergue o lado bom, sim, esse lado existe, é o caminho para uma vida mais saudável e com qualidade, se você quiser.

Mas há quem se sinta infeliz, diz que é difícil, caro e cria um monte de empecilhos. Eu simplesmente digo: quem quer faz, quem não quer INVENTA uma desculpa, porque é exatamente isso, e não adianta vir com mi-mi-mi de que sua família não ajuda, sua vida é corrida e não colabora, porque isso é auto sabotagem sim, porque não depende dos outros, depende de nós, e quando a gente quer, o tempo a gente faz. Pare, pense e coloque a mão na consciência: é a nossa vida, nossa saúde, e de mais ninguém...

Por exemplo: ao namorar um diabético, você pára de comer doces por conta disso? Não. Ao conviver com um familiar celíaco, você pára de comer pão, pizza e macarrão por causa disso? Não. Então pare de querer que sua família e amigos tenham a mesma dieta, porque não funciona assim.

Há ainda quem diga que prefere morrer ao ficar sem comer todas essas coisas gostosas. Ok, a escolha é livre e a colheita é certa; arque com as consequências, simples assim.

Mas saiba que pode até parecer um sacrifício, porém o sacrifício de hoje é a vitória de amanhã, e tudo vai sendo creditado na sua conta, para sacar em forma de vida lá na frente. É exatamente isso. Comer de forma saudável te dá um dia a mais, fazer uma atividade física te dá um dia, e assim vai... Quando os benefícios chegam para colher, o gostinho que antes parecia amargo se torna doce e tudo vira um grande prazer que te dá sede de viver.

Ninguém disse que seria fácil, mas, com certeza, vai valer a pena, e essa frase não é mais um clichê. Experimente vivenciá-la."

Ser endometríaca não é sobre ter uma doença, e sim um estilo de vida que transborda saúde e coloca qualquer problema do trato reprodutor em remissão sim.

O que eu aprendi nessa caminhada toda?

1. Que eu não posso responsabilizar ninguém por tudo o que eu passei. Não é justo transferir a culpa a alguém quando a única responsável sou eu mesma, pelas tristezas e alegrias, pelas enfermidades e pela saúde também. Tudo é reflexo e consequência das minhas escolhas e atitudes, eu tenho o poder da decisão, está em minhas mãos como lidar e agir perante tudo na vida.

2. Que a cura depende muito mais de mim do que qualquer médico, cirurgia ou remédio de fato, e que a endometriose vai muito além da ginecologia; era necessário expandir o olhar. Que é preciso silenciar

para conseguir me escutar, meu corpo fala comigo o tempo todo, pede socorro e agradece também. Essa percepção vem quando me calo para me ouvir, desacelerar e meditar é uma das chaves mais poderosas que me abriram a esse entendimento.

3. Que a mudança vem de dentro para fora: mudar a forma de encarar a vida e "ressignificar" o olhar ante os acontecimentos foi fundamental, para que eu conseguisse aprender o que esse caminho que me trouxe até aqui tinha a me ensinar. Editado para este capítulo, escrevi:

"É preciso ressignificar o olhar. O que hoje te choca e lhe parece pesado, que te causa repulsa, aversão, desconforto, nojo, tristeza, mágoa, ódio, sinto lhe informar que não é ficção, é real e depende da forma como VOCÊ o enxerga, por isso é preciso tirar a venda, para tudo ser visto com mais clareza, tornando-se mais leve.

A menstruação não é uma monstra, pare de chamá-la assim, ela é parte do ciclo da vida, que é perfeito. Os coágulos não são nojentos, são algo a serem resolvidos e merece esclarecimento, para que se possa melhorar. Nem todas sabem o que é, até ver a imagem exposta.

Muitas não sabem nem o que é, e como é o muco da ovulação, mas desse ninguém reclama, não acha ruim, porque ovular é lindo, mas sangrar, não. Juro que não entendo essa barreira, porque é incoerente não aceitar as próprias fases do ciclo. Se você tem nojo de si, busque ajuda, amiga, porque a não aceitação é um grande problema que precisa ser trabalhado com urgência na sua mente — a metafísica inclusive explica o desenvolvimento de doenças relacionadas à negação.

Todas nós estamos sujeitas a um cisto, um teratoma, um endometrioma, um mioma, um aborto, uma membrana, uma descamação do endométrio, um coágulo, um corrimento, um muco, etc.

É preciso ter entendimento, pois todo problema tem a dimensão que lhe damos; nós podemos amenizar a intensidade da dor e do medo, para intensificar a esperança mediante a solução e mostrando o caminho.

Reflita uma coisa: se no SEU MUNDO a menstruação é uma monstra, no MEU MUNDO ela é linda; se no SEU MUNDO o coágulo sanguíneo é nojento, no MEU MUNDO não é; se no SEU MUNDO, a doença veio para te matar, no MEU MUNDO, veio para me salvar; se no SEU MUNDO um problema te derruba, no MEU MUNDO ele vira degrau para eu subir. Consegue entender que o SEU MUNDO é do jeito que você crê, e o MEU MUNDO sou eu quem crio? A boa notícia é que eu já estive desse seu lado do mundo e hoje eu TE CONVIDO a participar do lado do MEU MUNDO. Então comece, permitindo-se a ressignificar o olhar e estendendo a mão, que você vai se surpreender com o que vai enxergar e receber. Pode acreditar, a *gente atrai o que a gente pensa, então, se não está curtindo o que tem visto e recebido, muda a sintonia, é simples assim. Só precisa praticar todo dia. Tenha mais AMOR por favor."*

A vida é um eterno aprendizado, e a melhor forma de aprender é lendo, ouvindo, questionando, praticando e ensinando. Esses foram alguns testes em que eu vinha reprovando na vida, mas finalmente estudei e passei, ainda tenho muito que aprender para passar em algumas matérias que sigo repetente. Algumas disciplinas são consideravelmente mais chatas, outras mais difíceis mesmo, mas todas são necessárias; vou adiando algumas, priorizando outras. De acordo com meu aprendizado e capacidade vou buscando entendimento para futuras aprovações.

Já dizia Albert Einstein:
"Insanidade é fazer sempre a mesma coisa e esperar resultados diferentes."

Eu fiz diferente para fazer a diferença e você, vem comigo?

Continua...

OBSERVAÇÃO

ESTE LIVRO NÃO TEM A MENOR INTENÇÃO DE DIAGNOSTICAR NEM PRESCREVER NADA A NINGUÉM, APENAS MOSTRA O CAMINHO TRAÇADO POR MIM. PARA UMA BOA DIETA, CONSULTE UM ÓTIMO NUTRICIONISTA, E PARA UMA SUPLEMENTAÇÃO ADEQUADA, DE ACORDO COM SUAS NECESSIDADES INDIVIDUAIS, QUE PODEM SER MUITO DIFERENTES DAS MINHAS, CONSULTE UM EXCELENTE MÉDICO QUE EXERÇA A MEDICINA FUNCIONAL INTEGRATIVA.

Referências

ABOKHRAIS, I. M. *et al.* A pilot randomised double blind controlled trial of the efficacy of purified fatty acids for the treatment of women with endometriosis-associated pain (PurFECT): study protocol. *Pilot and Feasibility Studies*, v. 4, n. 83, 25 abr. 2018. Disponível em: <https://pilotfeasibilitystudies.biomedcentral.com/track/pdf/10.1186/s40814-018-0274-8>. Acesso em: 25 set. 2019.

AKHILA, S. *et al.* Comparative evaluation of extracts of *citrus limon* burm peel for antioxidant activity. *Journal of Young Pharmacists*, v. 1, n. 2, abr./jun. 2009. Disponível em: <https://www.jyoungpharm.org/sites/default/files/10.4103_0975-1483.55746.pdf>. Acesso em: 25 set. 2019.

ARREBOLA, M. R. B. *et al.* Estudo dos componentes lipídicos das sementes de três espécies do gênero *Cordia* L. (Boraginaceae). *Revista Brasileira de Farmacognosia*, v. 14, n. 1, p. 57-65, 2004. Disponível em: <http://www.scielo.br/pdf/rbfar/v14n1/a08v14n1>. Acesso em: 28 set. 2019.

BAILEY, L. B.; GREGORY, J. F. Polymorphisms of methylenetetrahydrofolate reductase and other enzymes: metabolic significance, risks and impact on folate requirement. *The Journal of Nutrition*, v. 129, n. 5, p. 919-922, maio 1999.

Disponível em: <https://doi.org/10.1093/jn/129.5.919>. Acesso em: 25 set. 2019.

BALERCIA, G. *et al.* Coenzyme Q10 and male infertility. *Journal of Endocrinological Investigation*, v. 32, n. 7, p. 626-632, jul. 2009. Disponível em: <https://link.springer.com/article/10.1007/BF03346521>. Acesso em: 27 set. 2019.

BANCROFT, J. The menstrual cycle and the well being of women. *Social Science & Medicine*, v. 41, n. 6, p. 785-791, set. 1995. Disponível em: <https://doi.org/10.1016/0277-9536(95)00045-9>. Acesso em: 25 set. 2019.

BARAVALLE, R. *et al.* Identification of endocrine disrupting chemicals acting on human aromatase. *Biochimica et Biophysica Acta (BBA) - Proteins and Proteomics*, v. 1866, n. 1, p. 88-96, jan. 2018. Disponível em: <https://doi.org/10.1016/j.bbapap.2017.05.013>. Acesso em: 27 set. 2019.

BARBOSA, F. F. S. Influência dos antioxidantes na qualidade do sémen de homens em tratamento de fertilidade. 2009. 70f. Dissertação (Mestrado em Biologia Humana e Ambiente) — Faculdade de Ciências, Universidade de Lisboa, Lisboa, 2009. Disponível em: <https://repositorio.ul.pt/bitstream/10451/1433/1/20675_ulfc080 620_tm.pdf>. Acesso em: 27 set. 2019.

BELLELIS, P.; PODGAEC, S.; ABRÃO, M. S. Fatores ambientais e endometriose. Faculdade de Medicina, Universidade de São Paulo, São Paulo, 2011. Disponível em: <http://www.scielo.br/pdf/ ramb/v57n4/v57n4a22.pdf>. Acesso em: 25 set. 2019.

BELLELIS, P.; PODGAEC, S.; ABRÃO, M. S. Fatores ambientais e endometriose: um ponto de vista. *Revista Brasileira de Ginecologia e Obstetrícia*, Rio de Janeiro, v. 36, n. 10, p. 433-435, out. 2014. Disponível em: <http://www.scielo.br/scielo.php?script=sci_arttext&pid=S0100-72032014001000433>. Acesso em: 25 set. 2019.

BEN-MEIR, A. *et al.* Coenzyme Q10 restores oocyte mitochondrial function and fertility during reproductive aging. *Aging Cell*, v. 14, n. 5, p. 887-895, out. 2015. Disponível em: <https://onlinelibrary.wiley.com/doi/full/10.1111/acel.12368>. Acesso em: 27 set. 2019.

BILA, D. M.; DEZOTTI, M. Desreguladores endócrinos no meio ambiente: efeitos e conseqüências. *Química Nova*, São Paulo, v. 30, n. 3, p. 651-666, maio/jun. 2007. Disponível em: <http://www.scielo.br/scielo.php?script=sci_arttext&pid=S0100-40422007000300027>. Acesso em: 25 set. 2019.

BINA, F. *et al.* Plant-derived medicines for treatment of endometriosis: A comprehensive review of molecular mechanisms. *Pharmacological Research*, v. 139, p. 76-90, jan. 2019. Disponível em: <https://doi.org/10.1016/j.phrs.2018.11.008>. Acesso em: 27 set. 2019.

BRITO, N. M. B. *et al.* Aspectos morfológicos e morfométricos do colo uterino de ratas ooforectomizadas após aplicação de óleo de copaíba. *Revista Brasileira de Ginecologia e Obstetrícia*, Rio de Janeiro, v. 22, n. 8, p. 489-492, set. de 2000. Disponível em: <http://www.scielo.br/pdf/rbgo/v22n8/12064.pdf>. Acesso em: 27 set. 2019.

BRUNER-TRAN, K. L. *et al.* Resveratrol inhibits development of experimental endometriosis in vivo and reduces endometrial stromal cell invasiveness in vitro. *Biology of Reproduction*, v. 84, n. 1, p. 106-112, 1 jan. 2011. Disponível em: <https://academic.oup.com/biolreprod/article/84/1/106/2530294>. Acesso em: 25 set. 2019.

BYRNE, R. O Segredo. Rio de Janeiro: Ediouro, 2007.

CHANDRASHEKAR, L. *et al.* 25-hydroxy vitamin D and ischaemia-modified albumin levels in psoriasis and their association with disease severity. *British Journal of Biomedical Science*, v. 72, n. 2, p. 56-60, 2015. Disponível em: <https://doi.org/10.1080/09674845.2015.11666797>. Acesso em: 28 set. 2019.

CHIN, S. F. *et al.* Dietary sources of conjugated dienoic isomers of linoleic acid, a newly recognized class of anticarcinogens. *Journal of Food Composition and Analysis*, v. 5, n. 3, p. 185-197, set. 1992. Disponível em: <https://doi.org/10.1016/0889-1575(92)90037-K>. Acesso em: 25 set. 2019.

CHOTTANAPUND, S. *et al.* Anti-aromatase effect of resveratrol and melatonin on hormonal positive breast cancer cells co-cultured with breast adipose fibroblasts. *Toxicology in Vitro*, v. 28, n. 7, p. 1215-1221, out. 2014. Disponível em: <https://doi.org/10.1016/j.tiv.2014.05.015>. Acesso em: 27 set. 2019.

CHUANG, S.-E. *et al.* Inhibition by curcumin of diethylnitrosamine-induced hepatic hyperplasia, inflammation, cellular gene products and cell-cycle-related proteins in rats.

Food and Chemical Toxicology, v. 38, n. 11, p. 991-995, nov. 2000. Disponível em: <https://doi.org/10.1016/S0278-6915(00)00101-0>. Acesso em: 25 set. 2019.

CRANENBURG, E. C. M; SCHURGERS, L. J.; VERMEER, C. Vitamin K: The coagulation vitamin that became omnipotent. *Thrombosis and Haemostasis*, v. 98, n. 1, p. 120-125, 2007. Disponível em: <https://www.thieme-connect.com/products/ejournals/abstract/10.1160/TH07-04-0266>. Acesso em: 28 set. 2019.

DEL RÍO, J. A. *et al. Citrus limon*: a source of flavonoids of pharmaceutical interest. *Food Chemistry*, v. 84, n. 3, p. 457-461, fev. 2004. Disponível em: <https://doi.org/10.1016/S0308-8146(03)00272-3>. Acesso em: 25 set. 2019.

DEOL, P. K. *et al.* Managing colonic inflammation associated gut derangements by systematically optimised and targeted ginger extract-*Lactobacillus acidophilus* loaded pharmacobiotic alginate beads. *International Journal of Biological Macromolecules*, v. 105, parte 1, p. 81-91, dez. 2017. Disponível em: <https://doi.org/10.1016/j.ijbiomac.2017.06.117>. Acesso em: 25 set. 2019.

DIVISION OF TOXICOLOGY AND HUMAN HEALTH SCIENCES. Perfluoroalkyls. Agency for Toxic Substances and Disease Registry, ago. 2015. Disponível em: <https://www.atsdr.cdc.gov/toxprofiles/tp200-c1-b.pdf>. Acesso em: 27 set. 2019.

ESTUDO Japonês sobre os Benefícios da Amora Miura. Notícias Naturais, 5 out. 2015. Disponível em: <https://www.noticiasnaturais.com/2015/10/estudo-japones-

sobre-os-beneficios-da-amora-miura/#>. Acesso em: 27 set. 2019.

EUROPEAN SOCIETY OF HUMAN REPRODUCTION AND EMBRYOLOGY. Trans fats linked to increased endometriosis risk and omega-3-rich food linked to lower risk. ScienceDaily, 25 mar. 2010. Disponível em: <www.sciencedaily.com/releases/2010/03/100323212146.htm>. Acesso em: 25 set. 2019.

FIGUEREDO, K. C. *et al*. Safety assessment of *Morus nigra* L. leaves: Acute and subacute oral toxicity studies in Wistar rats. *Journal of Ethnopharmacology*, v. 224, p. 290-296, 5 out. 2018. Disponível em: <https://doi.org/10.1016/j.jep.2018.05.013>. Acesso em: 27 set. 2019.

FINAMOR, D. C. *et al*. A pilot study assessing the effect of prolonged administration of high daily doses of vitamin D on the clinical course of vitiligo and psoriasis. *Dermato-Endocrinology*, v. 5, n. 1, p. 222-234, 2013. Disponível em: <https://www.tandfonline.com/doi/full/10.4161/derm.24808>. Acesso em: 28 set. 2019.

FISBERG, R. M. *et al*. Ingestão inadequada de nutrientes na população de idosos do Brasil: Inquérito Nacional de Alimentação 2008-2009. *Revista Saúde Pública*, v. 47, supl. 1, p. 222S-230S, 2013. Disponível em: <https://www.scielosp.org/pdf/rsp/2013.v47suppl1/222s-230s/pt>. Acesso em: 27 set. 2019.

FLOOD-NICHOLS, S. K. *et al*. Vitamin D deficiency in early pregnancy. PLoS ONE, 21 abr. 2015. Disponível em:

<https://journals.plos.org/plosone/article?id=10.1371/journal.pon e.0123763>. Acesso em: 28 set. 2019.

FREIRE, C. M. V.; TEDOLDI, C. L. Hipertensão arterial na gestação. *Arquivos Brasileiros de Cardiologia*, São Paulo, v. 93, n. 6, supl. 1, p. e159-e165, dez. 2009. Disponível em: <http://www.scielo.br/pdf/abc/v93n6s1/v93n6s1a17.pdf>. Acesso em: 27 set. 2019.

GAO, X.-J. *et al.* Bergenin plays an anti-inflammatory role *via* the modulation of MAPK and NF-κB signaling pathways in a mouse model of LPS-induced mastitis. *Inflammation*, v. 38, n. 3, p. 1142-1150, jun. 2015. Disponível em: <https://link.springer.com/article/10.1007/s10753-014-0079-8>. Acesso em: 28 set. 2019.
GREIMEL, E. R.; FREIDL, W. Functioning in daily living and psychological well-being of female cancer patients. *Journal of Psychosomatic Obstetrics & Gynecology*, v. 21, n. 1, p. 25-30, 2000. Disponível em: <https://doi.org/10.3109/01674820009075605>. Acesso em: 25 set. 2019.
GUIMARÃES, H. P. *et al* (Eds.). Manual de medicina intensiva: AMIB. São Paulo:
Editora Atheneu, 2014.

GULATI, O. P. The nutraceutical Pycnogenol: its role in cardiovascular health and blood glucose control. *Biomedical Reviews*, v. 16, p. 49-57, 2005. Disponível em: <http://journals.mu-varna.bg/index.php/bmr/article/view/94/94>. Acesso em: 27 set. 2019.

GUYTON, A. C.; HALL, J. E. Guyton & Hall - Tratado de Fisiologia Médica. 12 ed. Rio de Janeiro: Elsevier, 2011.

HABIB, F. K.; MADDY, S. Q.; STITCH, S. R. Zinc induced changes in the progesterone binding properties of the human endometrium. *European Journal of Endocrinology*, v. 94, n. 1, p. 99-106, maio 1980. Disponível em: <https://doi.org/10.1530/acta.0.0940099>. Acesso em: 28 set. 2019.

HAY, L. L. Cure seu corpo. As causas mentais dos males físicos e o modo metafísico de combatê-los. 25 ed. Editora Best Seller, 2004.

HOLICK, M. F. Vitamina D. Como um tratamento tão simples pode reverter doenças tão importantes. São Paulo: Editora Fundamento Educacional, 2012.

HUDSON, A. G. *et al.* Erythrocyte omega-6 and omega-3 fatty acids and mammographic breast density. *Nutrition and Cancer*, v. 65, n. 3, p. 410-416, 2013. Disponível em: <https://doi.org/10.1080/01635581.2013.760744>. Acesso em: 28 set. 2019.

IZUMI, H. *et al.* Cellular pH regulators: potentially promising molecular targets for cancer chemotherapy. *Cancer Treatment Reviews*, v. 29, n. 6, p. 541-549, dez. 2003. Disponível em: <https://doi.org/10.1016/S0305-7372(03)00106-3>. Acesso em: 28 set. 2019.

JANA, S.; PAUL, S.; SWARNAKAR, S. Curcumin as anti-endometriotic agent: implication of MMP-3 and intrinsic apoptotic pathway. *Biochemical Pharmacology*, v. 83, n. 6, p. 797-804, 15 mar. 2012. Disponível em: <https://doi.org/10.1016/j.bcp.2011.12.030>. Acesso em: 25 set. 2019.

JOHNSON, D. D. *et al.* Vitamin D deficiency and insufficiency is common during pregnancy. *American Journal of Perinatology*, v. 28, n. 1, p. 007-012, 2011. Disponível em: <https://www.thieme-connect.com/products/ejournals/abstract/10.1055/s-0030-1262505>. Acesso em: 28 set. 2019.

JURKIEWICZ-PRZONDZIONO, J. *et al.* Influence of diet on the risk of developing endometriosis. *Ginekologia Polska*, v. 88, n. 2, p. 96-102, 2017. Disponível em: <https://journals.viamedica.pl/ginekologia_polska/article/view/47748>. Acesso em: 25 set. 2019.

KAKARALA, M. *et al.* Targeting breast stem cells with the cancer preventive compounds curcumin and piperine. *Breast Cancer Research and Treatment*, v. 122, n. 3, p. 777-785, ago. 2010. Disponível em: <https://link.springer.com/article/10.1007/s10549-009-0612-x#citeas>. Acesso em 25 set. 2019.

KANDLER, O; KUNATH, P. *Lactobacillus kefir* sp.nov., a component of the microflora of Kefir. Systematic and Applied Microbiology, v. 4, n. 2, p. 286-294, abr. 1983. Disponível em: <https://doi.org/10.1016/S0723-2020(83)80057-5>. Acesso em: 28 set. 2019.

KARAPINAR, O. S. *et al.* Protective effect of alpha-lipoic acid in methotrexate-induced ovarian oxidative injury and decreased ovarian reserve in rats. *Gynecological Endocrinology*, v. 33, n. 8, p. 653-659, 2017. Disponível em: <https://doi.org/10.1080/09513590.2017.1306847>. Acesso em: 27 set. 2019.

KIZILAY, G. *et al.* In vivo effects of curcumin and deferoxamine in experimental endometriosis. *Advances in Clinical and*

Experimental Medicine, v. 26, n. 2, p. 207-213, 2017. Disponível em:
<http://www.advances.umed.wroc.pl/pdf/2017/26/2/207.pdf>.
Acesso em: 27 set. 2019.

KUREK-GÓRECKA, A. *et al.* Structure and antioxidant activity of polyphenols derived from propolis. *Molecules*, v. 19, n. 1, p. 78-101, 2014. Disponível em: <https://www.mdpi.com/1420-3049/19/1/78>. Acesso em: 27 set. 2019.

LEBLANC, A. M. *et al.* Study of immune cells involved in the antitumor effect of kefir in a murine breast cancer model. *Journal of Dairy Science*, v. 90, n. 4, p. 1920-1928, abr. 2007. Disponível em: <https://doi.org/10.3168/jds.2006-079>. Acesso em: 28 set. 2019.

LEE, J. R. As múltiplas funções de um notável hormônio. 2008. Disponível em:
<http://www.medicinacomplementar.com.br/biblioteca/pdfs/Doencas/do-0736.pdf>. Acesso em: 27 set. 2019.

LIMA, R. M. T. *et al.* Protective and therapeutic potential of ginger (*zingiber officinale*) extract and [6]-gingerol in cancer: a comprehensive review. *Phytotherapy Research*, v. 32, n. 10, p. 1885-1907, out. 2018. Disponível em:
<https://doi.org/10.1002/ptr.6134>. Acesso em: 25 set. 2019.

LOCH, E.-G.; SELLE, H.; BOBLITZ, N. Treatment of premenstrual syndrome with a phytopharmaceutical formulation containing Vitex agnus castus. *Journal of Women's Health & Gender-Based Medicine*, v. 9, n. 3, 7 jul. 2004. Disponível em:
<https://doi.org/10.1089/152460900318515>. Acesso em: 28 set. 2019.

LORENÇATTO, C. *et al*. Avaliação da frequência de depressão em pacientes com endometriose e dor pélvica. *Revista da Associação Médica Brasileira*, São Paulo, v. 48, n. 3, p. 217-221, jul./set. 2002. Disponível em: <http://www.scielo.br/pdf/ramb/v48n3/11818.pdf>. Acesso em: 28 set. 2019.

LUKAS, I. *et al*. Satisfaction with medical support in women with endometriosis. PLoS ONE, 29 nov. 2018. Disponível em: <https://doi.org/10.1371/journal.pone.0208023>. Acesso em: 25 set. 2019.

MACÊDO, E. M. C. *et al*. Efeitos da deficiência de cobre, zinco e magnésio sobre o sistema imune de crianças com desnutrição grave. *Revista Paulista de Medicina*, São Paulo, v. 28, n. 3, p. 329-336, set. 2010. Disponível em: <https://www.redalyc.org/pdf/4060/406038934012.pdf>. Acesso em: 28 set. 2019.

MAIA FILHO, H. S. Expressão de aromatase no endométrio e seu papel no desenvolvimento de patologias uterinas. 2013. 80 f. Tese (Doutorado) — Faculdade de Medicina da Bahia, Universidade Federal da Bahia (UFBA), Salvador, 2013. Disponível em: <https://repositorio.ufba.br/ri/bitstream/ri/13092/1/Hugo%20Maia.pdf>. Acesso em: 28 set. 2019.

MAIA JUNIOR., H.; HADDAD, C.; CASOY, J. Combining oral contraceptives with a natural nuclear factor-kappa B inhibitor for the treatment of endometriosis-related pain. *International Journal of Women's Health*, v. 6, p. 35-29, 2014. Disponível em: <https://www.ncbi.nlm.nih.gov/pmc/articles/PMC3873204/pdf/ijwh-6-035.pdf>. Acesso em: 27 set. 2019.

MARQUES, C. D. L. *et al.* A importância dos níveis de vitamina D nas doenças autoimunes. *Revista Brasileira de Reumatologia*, v. 50, n. 1, p. 67-80, 2010. Disponível em: <https://www.researchgate.net/profile/Thiago_Fragoso/publicatio n/49652200_The_importance_of_vitamin_D_levels_in_autoimmune _diseases/links/53cfa29f0cf25dc05cfb0b77/The-importance-of-vitamin-D-levels-in-autoimmune-diseases.pdf>. Acesso em: 28 set. 2019.

MASSAMBANI, E. M.; BAZOTTE, R. B. Importância da glutamina na terapia nutricional. *Arquivos de Ciências da Saúde da Unipar*, v. 2, n. 3, p. 295-298, set./dez. 1998. Disponível em: <http://revistas.unipar.br/index.php/saude/article/view/934/817> . Acesso em: 25 set. 2019.

MAURER, M. H. Fisiologia Humana Ilustrada. 2 ed. Barueri: Manole, 2014.

MOL, B. W. J. *et al.* The performance of CA-125 measurement in the detection of endometriosis: a meta-analysis. *Fertility and Sterility*, v. 70, n. 6, p. 1101-1108, dez. 1998. Disponível em: <https://doi.org/10.1016/S0015-0282(98)00355-0>. Acesso em: 25 set. 2019.
MOLINA, P. E. Fisiologia Endócrina. 4 ed. São Paulo: McGraw-Hill Interamericana, 2014.

MUYLDERMANS, M.; CORNILLIE, F. J.; KONINCKX, P. R. CA125 and endometriosis. *Human Reproduction Update*, v. 1, n. 2, p. 173-187, 1995. Disponível em: <https://doi.org/10.1093/humupd/1.2.173>. Acesso em: 25 set. 2019.

NÁCUL, A. P.; SPRITZER, P. M. Aspectos atuais do diagnóstico e tratamento da endometriose. *Revista Brasileira de Ginecologia e*

Obstetrícia, Rio de Janeiro, v. 32, n. 6, p. 298-307, 2010. Disponível em: <http://www.scielo.br/pdf/rbgo/v32n6/v32n6a08.pdf>. Acesso em: 28 set. 2019.

NAGASAWA, H.; WATANABE, K.; INATOMI, H. Effects of Bitter Melon (*Momordica charantia* L.) or Ginger Rhizome (*Zingiber offifinale Rosc*) on Spontaneous Mammary Tumorigenesis in SHN Mice. *The American Journal of Chinese Medicine*, v. 30, n. 2-3, p. 195-205, 2002. Disponível em: <https://www.worldscientific.com/doi/abs/10.1142/s0192415x02000302>. Acesso em: 28 set. 2019.

NELSON, D. L.; COX, M. M. Princípios de Bioquímica de Lehninger. 6 ed. Porto Alegre: Artmed Editora, 2014.

NETO, J. N. *et al.* Changes in the volume and histology of endometriosis foci in rats treated with copaiba oil (*Copaiferalangsdorffii*). *Acta Cirúrgica Brasileira*, v. 26, supl. 2, p. 20-24, 2011. Disponível em: <http://www.scielo.br/pdf/acb/v26s2/a05v26s2.pdf>. Acesso em: 27 set. 2019.

NETO, J. N. *et al.* Contraceptive effect of *Uncaria tomentosa* (cat's claw) in rats with experimental endometriosis. *Acta Cirúrgica Brasileira*, São Paulo, v. 26, supl. 2, p. 15-19, 2011. Disponível em: <http://www.scielo.br/pdf/acb/v26s2/a04v26s2.pdf>. Acesso em: 28 set. 2019.

NETO, J. N. *et al.* Experimental endometriosis reduction in rats treated with *Uncaria tomentosa* (cat's claw) extract. *European Journal of Obstetrics & Gynecology and Reproductive Biology*, v. 154, n. 2, p. 205-208, fev. 2011. Disponível em: <https://doi.org/10.1016/j.ejogrb.2010.10.002>. Acesso em: 28 set. 2019.

O'FLYNN, N. Menstrual symptoms: the importance of social factors in women's experiences. *British Journal of General Practice*, 2006. Disponível em: <https://europepmc.org/abstract/MED/17132384>. Acesso em: 25 set. 2019.

OLWIN, J. H.; RATAJCZAK, H. V.; HOUSE R. V. Successful treatment of herpetic infections by autohemotherapy. *The Journal of Alternative and Complementary Medicine*, v. 3, n. 2, p. 155-158, jun. 1997. Disponível em: <https://doi.org/10.1089/acm.1997.3.155>. Acesso em: 28 set. 2019.

PADILHA, M. M. *et al.* Estudo farmacobotânico das folhas de amoreira-preta, *Morus nigra* L., Moraceae. *Revista Brasileira de Farmacognosia*, v. 20, n. 4, p. 621-626, ago./set. 2010. Disponível em: <http://www.scielo.br/pdf/rbfar/v20n4/v20n4a24.pdf>. Acesso em: 27 set. 2019.

PALACIOS, S.; MEJÍA, A.; NEYRO, J. L. Treatment of the genitourinary syndrome of menopause. *Climacteric*, v. 18, supl. 1, p. 23-29, 2015. Disponível em: <https://doi.org/10.3109/13697137.2015.1079100>. Acesso em: 28 set. 2019.

PARENTE, L. M. L. *et al.* Câncer de mama e cosméticos. *Arte Médica Ampliada*, v. 35, n. 1, p. 20-23, jan./fev./mar. 2015. Disponível em: <http://abmanacional.com.br/arquivo/cfb3f01417789d6e3639ea504c08327eab1dc37b-35-1-cancer-de-mama-e-cosmeticos.pdf>. Acesso em: 27 set. 2019.

PEREIRA, H. S. Endometriose e infertilidade: perfil epidemiológico realizado no hospital São Marcos em Teresina-PI. Brasil Escola, s.d. Disponível em: <https://monografias.brasilescola.uol.com.br/saude/endometrios e-infertilidade-perfil-epidemiologico.htm>. Acesso em: 28 set. 2019.

PEREIRA, I. G. Suplementação de glutamina no tratamento de doenças associadas à disbiose intestinal. *Revista Brasileira de Saúde Funcional*, v. 1, n. 1, jun. 2017. Disponível em: <http://seer-adventista.com.br/ojs/index.php/RBSF/article/view/830/673>. Acesso em: 25 set. 2019.

PODGAEC, S. Manual de endometriose. Federação Brasileira das Associações de Ginecologia e Obstetrícia, São Paulo, 2014. Disponível em: <http://professor.pucgoias.edu.br/SiteDocente/admin/arquivosU pload/13162/material/Manual%20Endometriose%202015.pdf>. Acesso em: 25 set. 2019.

PODGAEC, S. Padrões de resposta imune em pacientes com endometriose. 2006. 87 f. Tese (Doutorado) — Faculdade de Medicina, Universidade de São Paulo (USP), São Paulo, 2006. Disponível em: <https://www.teses.usp.br/teses/disponiveis/5/5139/tde-31102006-105026/publico/sergiopodgaec.pdf>. Acesso em: 28 set. 2019.

PRASAD, S.; TYAGI, A. K. Ginger and its constituents: role in prevention and treatment of gastrointestinal cancer. *Gastroenterology Research and Practice*, 2015. Disponível em: <http://downloads.hindawi.com/journals/grp/2015/142979.pdf>. Acesso em: 25 set. 2019.

QU, X. *et al.* Promotion of tumorigenesis by heterozygous disruption of the beclin 1 autophagy gene. *The Journal of Clinical Investigation*, v. 112, n. 12, p. 1809-1820, 2003. Disponível em: <https://www.jci.org/articles/view/20039/pdf>. Acesso em: 27 set. 2019.

RIGUEIRA, G. D. J. *et al.* Atividade antioxidante e teor de fenólicos em couve-manteiga (*brassica oleracea l. var. acephala*) submetida a diferentes sistemas de cultivo e métodos de preparo. *Semina: Ciências Biológicas e da Saúde*, Londrina, v. 37, n. 2, p. 3-12, jul./dez. 2016. Disponível em: <http://www.uel.br/revistas/uel/index.php/seminabio/article/view File/24880/20338>. Acesso em: 28 set. 2019.

ROBEY, I. F.; MARTIN, N. K. Bicarbonate and dichloroacetate: Evaluating pH altering therapies in a mouse model for metastatic breast cancer. *BMC Cancer*, v. 11, n. 235, 2011. Disponível em: <https://bmccancer.biomedcentral.com/articles/10.1186/1471-2407-11-235>. Acesso em: 28 set. 2019.

ROCKET fuel in cows' milk - perchlorate. EWG, 22 jun. 2004. Disponível em: <https://www.ewg.org/research/rocket-fuel-cows-milk-perchlorate>. Acesso em: 27 set. 2019.

ROMANIN, D. *et al.* Down-regulation of intestinal epithelial innate response by probiotic yeasts isolated from kefir. *International Journal of Food Microbiology*, v. 140, n. 2-3, p. 102-108, 15 jun. 2010. Disponível em: <https://doi.org/10.1016/j.ijfoodmicro.2010.04.014>. Acesso em: 28 set. 2019.

SAFARINEJAD, M. R. Efficacy of Coenzyme Q10 on Semen Parameters, Sperm Function and Reproductive Hormones in Infertile Men. *The Journal of Urology*, v. 182, n. 1, p. 237-248, jul. 2009. Disponível em: <https://doi.org/10.1016/j.juro.2009.02.121>. Acesso em: 27 set. 2019.

SANTOS, A. L. B.; NOVAES, M. R. C. G. Qualidade de vida de pacientes com câncer colorretal em uso de glutamina. *Revista Brasileira de Cancerologia*, v. 57, n. 4, p. 541-546, out./dez. 2011. Disponível em: <http://www1.inca.gov.br/rbc/n_57/v04/pdf/11_revis %C3%A3o_qualidade_de_Vida_de_pacientes_com_cancer_colorret al_em_uso_de_glutamina.pdf>. Acesso em: 25 set. 2019.

SHOBA, G. *et al*. Influence of piperine on the pharmacokinetics of curcumin in animals and human volunteers. *Planta Medica*, v. 64, n. 4, p. 353-356, 1998. Disponível em: <https://www.thieme-connect.com/products/ejournals/abstract/10.1055/s-2006-957450>. Acesso em: 25 set. 2019.

SILVA, R. A. *et al*. Composição e propriedades terapêuticas do mel de abelha. *Alimentos e Nutrição*, Araraquara, v. 17, n. 1, p. 113-120, jan./mar. 2006. Disponível em: < http://serv-bib.fcfar.unesp.br/seer/index.php/alimentos/article/viewFile/ 120/133>. Acesso em: 25 set. 2019.

SILVA, S. L. *et al*. Antimicrobial activity of bergenin from *Endopleura uchi* (Huber) Cuatrec. Acta Amazonica, Manaus, v. 39, n. 1, p. 187-192, 2009. Disponível em: <http://www.scielo.br/pdf/aa/v39n1/a19v39n1.pdf>. Acesso em: 28 set. 2019.

SLIUTZ, G. *et al.* Agnus castus extracts inhibit prolactin secretion of rat pituitary cells. *Hormone and Metabolic Research*, v. 25, n. 5, p. 253-255, 1993. Disponível em: <https://www.thieme-connect.com/products/ejournals/abstract/10.1055/s-2007-1002090>. Acesso em: 28 set. 2019.

SOUZA, R. E. L. C. Carnitina reduz o estresse oxidativo em nível testicular e melhora a integridade do acrossoma e a fertilidade em ratos machos adultos, tratados com doxorrubicina na pré-puberdade. 2016. 80 f. Tese (Doutorado) — Escola Paulista de Medicina, Universidade Federal de São Paulo (UNIFESP), São Paulo, 2016.

STEINACKER, J. M. Autohemotherapy (with UV-B-Radiation). *Deutsche Zeitschrift für Sportmedizin*, v. 63, n. 11, p. 329-331, 2012. Disponível em: <https://www.germanjournalsportsmedicine.com/fileadmin/content/archiv2012/Heft_11/Kurzbeitrag_Steinacker.pdf>. Acesso em: 28 set. 2019.

SUSPECT salads. EWG, 28 abr. 2003. Disponível em: <https://www.ewg.org/research/suspect-salads>. Acesso em: 27 set. 2019.

TAYLOR & FRANCIS. Pelvic pain is associated with poorer mental health outcomes in women with endometriosis. ScienceDaily, 21 dez. 2015. Disponível em: <www.sciencedaily.com/releases/2015/12/151221071636.htm>. Acesso em: 25 set. 2019.

THOMPSON, T. *et al.* Analgesic effects of alcohol: a systematic review and meta-analysis of controlled experimental studies in healthy participants. *The Journal of Pain*, v. 18, n. 5, p. 499-510, maio 2017. Disponível em: <https://doi.org/10.1016/j.jpain.2016.11.009>. Acesso em 25 set. 2019.

TRANT, A. S. Method and composition for improving fertility health in female and male animals and humans. US Pat. 7045151B2, 16 maio 2006. 9p. Disponível em: <https://patentimages.storage.googleapis.com/7d/e7/56/37a3fa4 cc35da7/US7045151.pdf>. Acesso em: 27 set. 2019.

TREMEL, H. *et al.* Glutamine dipeptide-supplemented parenteral nutrition maintains intestinal function in the critically ill. *Gastroenterology*, v. 107, n. 6, p. 1595-1601, dez. 1994. Disponível em: <https://www.gastrojournal.org/article/0016-5085(94)90797-8/pdf>. Acesso em: 25 set. 2019.

VAN DIE, M. D. *et al. Vitex agnus-castus* extracts for female reproductive disorders: a systematic review of clinical trials. *Planta Medica*, v. 79, n. 7, p. 562-575, 2013. Disponível em: <https://www.thieme-connect.com/products/ejournals/html/10.1 055/s-0032-1327831>. Acesso em: 28 set. 2019.

VIEIRA, N. A. *et al.* Efeito anti-inflamatório do gengibre e possível via de sinalização. *Semina: Ciências Biológicas e da Saúde*, Londrina, v. 35, n. 1, p. 149-162, jan./jun. 2014. Disponível em: <http://www.uel.br/revistas/uel/index.php/seminabio/article/view /17125/15833>. Acesso em: 25 set. 2019.

VILAR, L. Endocrinologia Clínica. 6 ed. São Paulo: Guanabara Koogan, 2016.

VILARINO, F. L. *et al.* Endometriose em cicatriz cirúrgica: uma série de 42 pacientes. *Revista Brasileira de Ginecologia e*

Obstetrícia, Rio de Janeiro, v. 33, n. 3, p. 123-127, mar. 2011. Disponível em: <http://www.scielo.br/pdf/rbgo/v33n3/a04v33n3.pdf>. Acesso em: 27 set. 2019.

VINDEROLA, C. G. *et al.* Immunomodulating capacity of kefir. *Journal of Dairy Research*, v. 72, n. 2, p. 195-202, maio 2005. Disponível em: <https://doi.org/10.1017/S0022029905000828>. Acesso em: 28 set. 2019.

WAUQUIER, F. *et al.* Borage and fish oils lifelong supplementation decreases inflammation and improves bone health in a murine model of senile osteoporosis. *Bone*, v. 50, n. 2, p. 553-561, fev. 2012. Disponível em: <https://doi.org/10.1016/j.bone.2011.05.030>. Acesso em: 28 set. 2019.

WISHART, I. Vitamina D. Porto Alegre: CDG, 2015.

WOLFE, K.; WU, X; LIU R. H. Antioxidant activity of apple peels. *Journal of Agricultural and Food Chemistry*, v. 51, n. 3, p. 609-614, 2003. Disponível em: <https://doi.org/10.1021/jf020782a>. Acesso em: 28 set. 2019.

YAMAMOTO, A.; YUE, Z. Autophagy and its normal and pathogenic states in the brain. *Annual Review of Neuroscience*, v. 37, p. 55-78, 2014. Disponível em: <https://www.annualreviews.org/doi/10.1146/annurev-neuro-071013-014149>. Acesso em: 27 set. 2019.

Autora

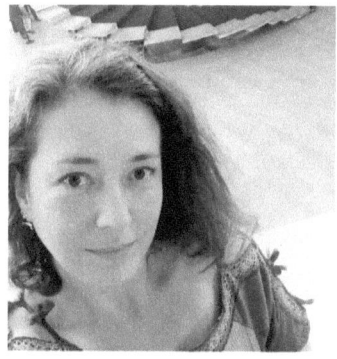

Ariane Steffen, natural de São Bernardo do Campo, no Estado de São Paulo, nasceu em nove de janeiro de 1975; criada na capital, São Paulo, conta abertamente em seu primeiro livro a luta para vencer a endometriose.

Gratidão Mundão

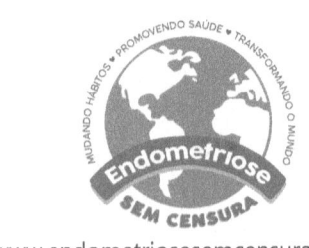

www.endometriosesemcensura.com.br

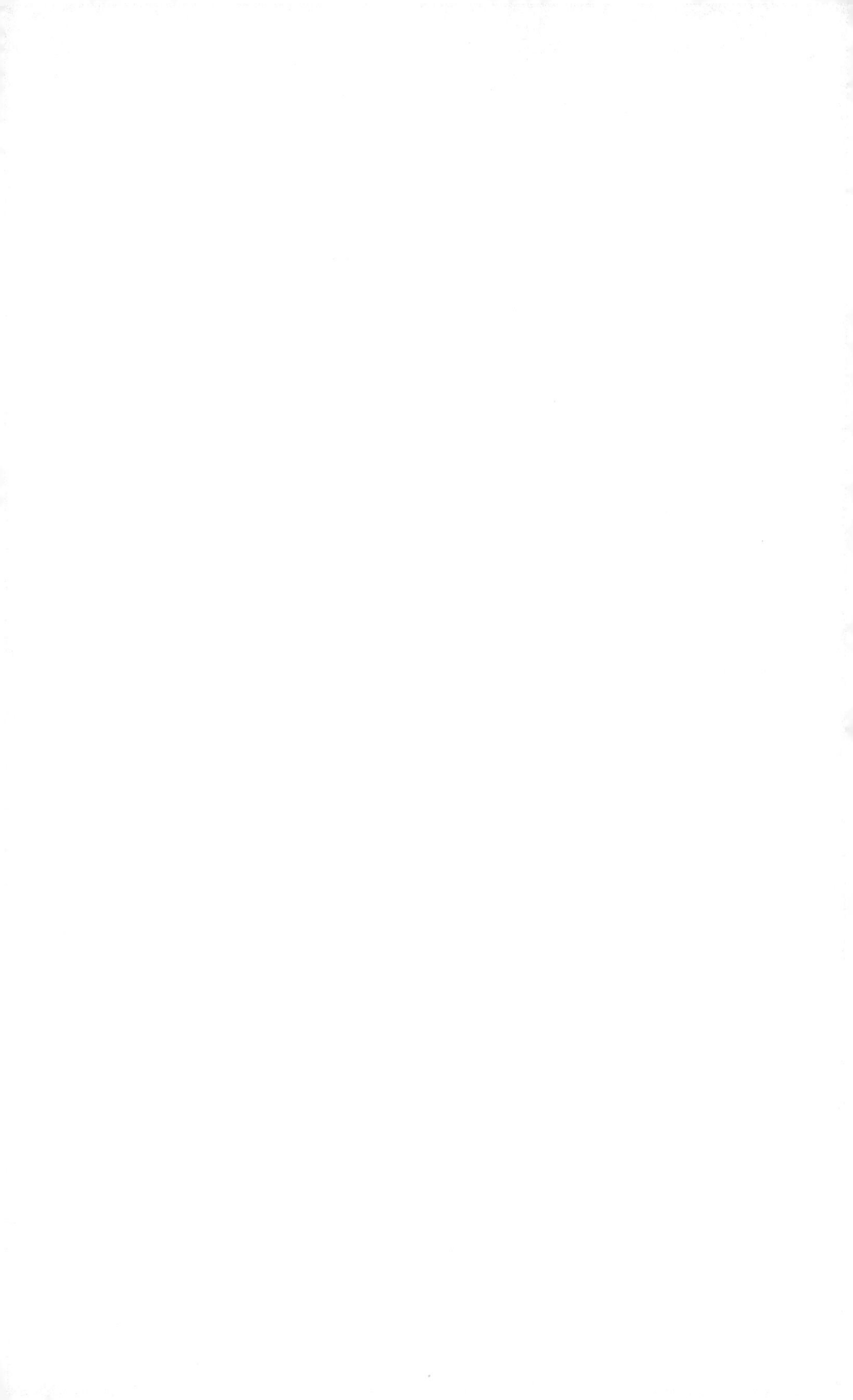

www.ingramcontent.com/pod-product-compliance
Lightning Source LLC
Chambersburg PA
CBHW030609220526
45463CB00004B/1229